常见儿科疾病治疗精粹

董玉珍　主编

黑龙江科学技术出版社
HEILONGJIANG SCIENCE AND TECHNOLOGY PRESS

图书在版编目（ＣＩＰ）数据

常见儿科疾病治疗精粹 / 董玉珍主编. -- 哈尔滨：
黑龙江科学技术出版社，2020.12（2024.1重印）
ISBN 978-7-5719-0706-8

Ⅰ.①常… Ⅱ.①董… Ⅲ.①小儿疾病－诊疗 Ⅳ.
①R72

中国版本图书馆 CIP数据核字（2020）第 179636 号

常见儿科疾病治疗精粹
CHANGJIAN ERKE JIBING ZHILIAO JINGCUI
董玉珍 主编

责任编辑　回　博
封面设计　史晟睿
出　　版　黑龙江科学技术出版社
　　　　　地址：哈尔滨市南岗区公安街 70-2 号　邮编：150007
　　　　　电话：（0451）53642106 传真：（0451）53642143
　　　　　网址：www.lkcbs.cn
发　　行　全国新华书店
印　　刷　三河市铭诚印务有限公司
开　　本　787 mm×1092 mm　　1/16
印　　张　9.5
字　　数　400 千字
版　　次　2020 年 12 月第 1 版
印　　次　2020 年 12 月第 1 次印刷　2024 年 1 月第 2 次印刷
书　　号　ISBN 978-7-5719-0706-8
定　　价　108.00 元

作者简介

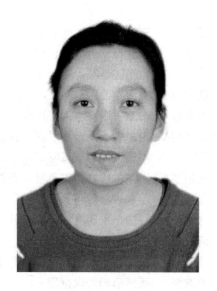

　　董玉珍，女，1979 年出生，青岛大学医学院儿内科专业，医学硕士学位。潍坊中医药学会委员，潍坊妇幼保健协会委员。潍坊医学院大学讲师。2014 年至今任高密市人民医院儿科主治医师。曾于 2014 年在青医附院进修儿内科专业 9 个月及济南千佛山医院进修儿童保健专业 1 个月。从事儿科临床 15 年。近年来，一直致力于"儿童免疫性相关疾病"课题的研究。临床上，对儿科常见病、多发病的诊断与治疗有丰富经验，对呼吸系统疾病及肾脏、免疫性疾病及营养性疾病的治疗有着独到见解。曾获高密地区青年医师进步/优秀奖，曾（在国家级核心期刊）发表相关论文 3 篇，主编专著 1 部。

编委会

（按姓氏笔画排序）

前 言

19 世纪后期，随着医学科学的发展，医疗服务日益向专科化方向发展。为了同这一趋势保持同步，医学院校中的课程设置也开始分化。

在临床工作中，儿科是一门十分重要的学科，在临床医疗工作中占有很重要的地位。随着我国社会经济的迅猛发展，广大人民群众对优生优育的认识不断加强，对医疗水平的要求越来越高，儿科学的进展不仅关系到儿童的身体健康，也涉及下一代德智体全面发展的内容，是社会和家庭的共同要求，也给儿科医护人员的理论水平和技术素质提出了更高的要求。为此，我们总结了自身多年的临床工作经验，并参阅了大量的国内外最新、最权威的相关文献资料，特编撰了本书。

本书的内容着重体现实用性，是一本系统介绍新生儿、婴幼儿及青少年常见疾病诊疗原则的儿科医学参考书。本书具有鲜明的实用性与先进性，其突出特点是理论与临床相结合，在重点阐述儿科临床疾病诊治原则的同时，还介绍了相关疾病的最新基础理论。对于医学生而言是一部儿科学教材和极好的参考书，亦可为临床儿科医师在疾病的诊断和治疗方面提供有益的指导。全书内容丰富，实用新颖，具有科学性、先进性、准确性、实用性和可读性等特点，可供儿科医务人员、医学院在校师生参考使用。

由于学识水平有限，又加之时间仓促，书中失误与不足之处望广大读者予以批评指正。

目 录

第一章　儿科学范围、任务与特点

儿科学是研究胎儿出生后至青少年各年龄期中如何促进身心健康、防治疾病的医学学科。它的任务就是要通过不断探索生长发育规律与影响因素以及儿童疾病的理论基础，总结实践经验，以提高儿童保健和疾病防治的质量，努力降低儿童死亡率，减少发病率，增进身心健康，提高我国人口素质，振兴中华民族，培养健壮的下一代。这是关系到国家命运、社会发展和家家户户的大事。因此，儿科学有其特殊的重要性。

儿科学服务和研究的对象是处于不断生长发育阶段的儿童。不仅与成人不同，不同年龄的儿童又具有各自不同的特点。因此儿科学的范围广且内容多，涉及一切儿童健康卫生和疾病防治的问题，但其重点可分为两大类，即儿童保健学与临床儿科学。儿童保健学在内容上主要分为发育儿科学和预防儿科学，亦包括防治结合内容。儿童保健学主要研究小儿正常体格生长和心理发育的规律及其影响因素，探究促进其发展的方法，并及时处理各种偏离和异常，使小儿身心发育达到先天潜力的最佳水平。儿童保健学的对象包括儿童个体和群体。为保障儿童健康必须贯彻预防为主，实施预防儿科学的各项措施，包括各类器质性和精神卫生等问题的预防，如采取一般卫生措施、改进大小环境、注意护理、增强营养、体格锻炼、完成各种预防接种、防止意外事故，并注意教养和心理卫生；预防和及早诊治某些遗传性先天性疾病也属此范围。在临床儿科学方面，随着医学科学的迅猛发展，也逐步形成各专业分支，如心血管病学、血液病学、肾脏病学、神经病学、肝脏病学、传染病学、急救医学、康复医学等。

近年来，由于特殊年龄阶段具有某些特殊保健诊疗问题，又发展了围生期医学。围生期一般指胎龄（妊娠）28周至出生后不满1周（新生儿早期）的小儿，此期死亡率、患病率特别高，且与产科有十分密切的关系，因此儿科、产科两科合作，共同研究和处理这一时期的问题十分必要。新生儿学则以诊治新生儿期发生的疾病为主，因其死亡率高，占婴儿死亡率的60%～70%，发生的病种和处理方法与其他各期有许多不同之处。青春期医学是近三四十年来引起儿科界注意的专业，青春期的儿童、少年正处于从儿童转向成人的发育阶段，在性发育、体格生长、内分泌变化及社会心理发育等方面均具有特殊的规律和问题，需要进行专门研究和诊疗。

除了上述儿科学自身越细、越深、越广的发展以外，在实际工作中还发现，要促进和保障儿童健康尚需要与其他学科如社会学、教育学、心理学、营养学、护理学、流行病学、统计学等进行协作，通过各学科的多边协作才能真正解决问题。此外，儿童的健康问题必须通过成人来实施，因此很重要的一环是要取得广大家长和社会的支持，把科学育儿知识普及到家家户户，就是说健康教育也应属儿科学的重要部分。

儿科医学与其他临床医学相比有其不同特点。主要表现在两方面：一是保健诊疗对象为处于不断发育成长的机体，不仅有个体差异，还有悬殊的年龄差异；二是儿童临床诊疗不能脱离预防为主，处处要从保健预防出发。下面从基础医学和临床医学两方面举例说明其特点。

一、基础医学方面

（一）解剖

随着生长发育，小儿逐渐长大，头、躯体、四肢比例也有改变；内脏器官如心、肺、肝、脾等大小、位置也随年龄的增长而不同。因此在体格检查时必须熟悉各年龄小儿正常规律，才能准确判断其是否异常，从而作出确切的诊疗处理。

（二）生理生化

各系统、器官功能也随年龄的增长而逐渐成熟，故不同年龄小儿有不同的生理生化正常值，如心率、呼吸频率、血压、血象、体液成分等。年幼婴儿代谢旺盛，营养要求相对较高，但胃肠消化吸收功能又较差，易发生紊乱；肾功能较差则易发生水和电解质紊乱等。故必须熟知不同年龄小儿的生理生化特点，才能恰当地进行诊治。

（三）免疫功能

年幼小儿的皮肤、黏膜、淋巴系统、体液免疫及细胞免疫和其他免疫因子等各种免疫功能均较年长儿和成人差，如新生儿 IgM 量少，易患革兰阴性细菌感染；婴幼儿期 IgA 及 sIgA 均不足，呼吸、消化系统易受感染等。故对年幼小儿，预防措施特别重要。

（四）病理

由于不同年龄小儿解剖生理特点相异，故对致病因素引起的病理反应也各不相同。如由肺炎球菌所致的肺部感染，婴儿发生支气管肺炎病变，年长儿和成人则引起大叶性肺炎病变；婴儿缺乏维生素 D 出现佝偻病变化，而成人则发生骨软化、骨质疏松病变。

二、临床方面

（一）患病种类

小儿患病种类不仅与成人有相当多的不同，并且不同年龄的小儿患病种类也有差异，如新生儿时期所患疾病常与先天遗传及围生期因素有密切关系；婴儿时期除先天遗传病外，各种感染占绝大多数；心血管疾病方面小儿以先天性心脏病为多，而成人则以冠心病为多；肿瘤小儿最常见的为急性白血病，成人则以癌症为主。

（二）临床表现

年幼儿易患急性感染，且起病急、发展快，缺乏将感染局限的能力，易演变为败血症，常引起呼吸、循环衰竭及水和电解质紊乱。其来势凶险，且病程中变化多端，易反复、波动、突变。年幼体弱儿患严重感染往往表现为反应差、体温不升、拒食、不哭、纳呆，而无定位症状、体征等。医务人员应密切观察，随时注意各种微细的变化，才能及时予以处理抢救。

（三）诊断

除一般依据症状、体征、实验室检查、流行病学等病史资料外，患儿的年龄也是考虑的重要因素，因不同年龄所患疾病都有特点。如小儿发生惊厥，若为新生儿早期则应多考虑产伤、颅内出血、缺氧缺血性脑病、先天异常等；婴儿无热惊厥则应想到手足搐搦症，而对学龄期儿童则须考虑癫痫；婴幼儿（3~4 岁以下）有热惊厥除高热惊厥外，应考虑中枢神经系统感染。总之，同样的症状或体征在不同年龄可由不同疾病引起。诊断时因小儿不会主动诉说病情，必须详细倾听家长陈述病史，仔细体检，以利于作出诊断。

（四）治疗

因小儿发育不成熟，应变、调节、免疫等能力较差，病程不仅变化多，涉及面也广，且易发生各类并发症。故在治疗时要全面观察，不能只注意主要问题而忽视其他同时存在的并发症。有时并发症往往是致死原因，如肺炎时合并心力衰竭、呼吸衰竭等。此外，护理与支持疗法在儿科也起到重要作用，不容忽视。药物剂量必须仔细计算。治疗方法应熟练掌握，如气管插管、气管切开、人工呼吸机应用、液体疗法等，常为紧急措施。

（五）预后

小儿患病常来势凶猛、变化多样，呈现重危症状。但如能及时加以恰当诊治，可转危为安，恢复也较快，较少变成慢性或留下后遗症。但年龄幼小、体弱、营养不良者则病情易突变，恶化也快，须严密仔细观察，积极处理。只要渡过危重时期，常可满意康复。

（六）预防

许多儿科疾病都是可以预防的。不少急性传染病已有效果肯定的疫苗。我国普及卡介苗、麻疹、脊髓灰质炎、白喉、百日咳、破伤风，外加乙型肝炎、伤寒、流行性脑膜炎、乙型脑炎疫苗的预防接种等已使这些病的发病率大大下降。国外尚有流行性腮腺炎、风疹、水痘等疫苗，在我国也正研究试用推广中。此外，加强儿童保健工作、定期进行生长发育监护、重视遗传咨询、胎儿及围生期保健等，对预防先天遗传性疾病以及常见多发病均起到重要作用。向群众宣传科学育儿法，对促进儿童健康成长有重要作用。目前国际上已十分重视起源于儿童时期的成人疾病的预防，如动脉粥样硬化引起的高血压、冠心病以及糖尿病等都与儿童时期的饮食有密切关系；慢性肾炎、肾衰竭则可因小儿尿路感染迁延未愈而造成，许多成人后的心理问题也常由于年幼时未注意心理卫生而引起。故如何预防儿童时期的疾病是关系到小儿及其成年后身心健康的大问题，应予重视，这对提高人口身心素质将起到十分重要的作用。

第二章　儿科学的发展与成就

一、我国儿科学发展及成就

我国传统医学在很早以前就重视小儿的保健和疾病防治。公元前200年在著名医书《素问》《灵枢》中已记述了婴儿疾病，重要文献《史记》中首次提出"小儿医"的名称。到2~3世纪，医学书籍中记述儿童病例越来越多，如西晋葛洪所著《肘后救卒方》曾提到结核病和用槟榔治疗小儿绦虫病等。隋唐时期对小儿病的诊疗已大大发展，出现专论儿科的著作，如孙思邈所著《备急千金要方》已能按不同症状将小儿疾病分门别类地加以记述，并初步论及小儿保育与疾病预防的重要性。王焘所著《外台秘要》已将小儿疾病罗列了86种。在儿科医学教育方面，唐朝太医署已设有"少小科"专门讲授小儿疾病的诊治。

到10~13世纪宋朝时，儿科医学曾高度发展，儿科名医辈出，有不少儿科专著流传至今，如钱乙著有《小儿药证直诀》，刘昉著《幼幼新书》，1216年左右有《小儿卫生总微论方》一书等，不仅详细描述了各种小儿疾病的证候，且已能明确痘与疹的不同表现，并对小儿发热、惊厥、咳嗽、吐泻等症状总结出不少有效的治疗方剂。此外，《小儿卫生总微论方》一书中还提出了不少养育婴幼儿的原则，如生活照顾中要使小儿常带三分饥与寒，要常抱婴儿至户外活动，多接触阳光和清风，才能锻炼小儿肌肤，使之强壮健康。这些保育方法十分合理，至今仍可遵循。对孕妇保健及胎教也有不少精辟科学的论述。宋太医局把小儿医的培养讲学划为"小方脉"，可见宋朝时对儿科医学的重视。

14~17世纪明朝时，临床儿科方面的理论和诊疗技术有了长足发展，这个时期的主要成就突出表现在对小儿传染病的预防，如1554年薛铠提出烧灼脐带残端以预防新生儿脐带风（新生儿破伤风），这是接生法中的重要创新，数百年来拯救了千千万万小儿。1741年张琰将人痘接种预防当时广为流行的天花的方法写成专著《种痘新书》，传播全国，并流传至西欧，比真纳（Jenner）发明牛痘预防天花早了近百年。这是世界上人类与传染性疾病斗争中发明的两个伟大创举。明、清两代数百年来，我国医学界也曾涌现出不少儿科名医和专著，使我国儿科学不断发展。

自19世纪开始，随着西欧工业革命的兴起，西方科学技术的突飞猛进，大大促进了欧美医学科学的发展，从19世纪下半叶起，西方医学随商品和宗教传入我国，在一些大城市首先开设医院和诊所，初期时主要服务对象为成人，至19世纪末开始出现妇孺医院和儿童医院，一般医院中也设置了儿科门诊与病室，诊治儿童患者。20世纪30年代起医学院校开始重视儿科教育，设儿科教研室，1943年我国著名儿科前辈诸福棠教授等编著了我国第一本现代儿科学专著《实用儿科学》，对我国儿科医学发展和儿科人才的培养起到了极大的促进作用。

二、世界儿科医学发展史

19世纪中叶，随着西欧自然科学和工业的迅猛发展，医学科学也有了巨大的进步，同时医学界也越来越认识到儿童的保健和疾病问题与成人有着极大的不同，而儿童不同年龄阶段的疾病又具有各异的特点。因而为儿童服务的医学科学逐渐形成了一个专业。儿科医学到19世纪末已比较成熟，各国涌现出不少专攻儿科的医生，诊所和一般医院内设置儿科病房，在较发达的英、法、德、美等国出现专门收治儿童病人的儿童医院，医学院开设了讲授儿科的专门课程。1897 年美国儿科教授 L.Emmett Holt 编著了一本《婴儿与儿童疾病学》，内容丰富详尽，是一本较完整的儿科医学教科书，对世界各国培养儿科医学人才起了很大的作用。此书到 1996 年 100 年中已出版 20 版，现改名为《Rudolph's 儿科学》。20世纪，儿科医学有了飞速的发展，随着世界经济、文化、科技的巨大进步，儿科医学的重点和范围虽不断变化，但有效促进儿童健康和防治儿童疾病始终是儿科医学服务和研究的目标。

近百年来，儿科医学发展的历史和服务重点随着人类社会经济、文化的发展和各国具体国情而发生极大的变化。在 19 世纪末，婴儿死亡率还很高，儿童死亡的主要原因为传染病、新生儿疾病和营养缺乏病。当时麻疹、百日咳、白喉、脊髓灰质炎、痢疾、天花等传染病横行，千百万儿童死于这些传染性疾病，儿科医学界和卫生界专家们对传染病进行了广泛调查和深入研究，努力找寻致病因素，针对病原体研制新的防治措施。如研制白喉抗毒素抢救白喉患儿，并采用气管切开术救治喉梗阻，后又研制白喉类毒素进行大规模预防。20 世纪 20 年代初 Flexner 分离出了脊髓灰质炎致病病毒，1949 年 Enders 等采用组织培养病毒成功，获诺贝尔奖，为 20 年后制备有效的抗病毒疫苗打下了基础。麻疹病毒分离及体外培养的成功为 20 世纪 60 年代初制备有效的麻疹减毒活疫苗和全世界儿童大规模接种创造了条件。此后 20～30 年对小儿各种传染病研制出各类疫苗、抗毒素、类毒素，使危害儿童极大的传染病得到有效控制，使不少传染病的发病率和病死率大幅度下降。

20 世纪中叶抗菌药物如磺胺类药和青霉素等的问世，也使儿童感染性疾病如肺炎、肠炎、脑膜炎等获得了十分有效的防治手段，至 20 世纪末儿童传染病和感染性疾病已大为减少。通过婴儿死亡率和死因调查，发现一半以上婴儿死于新生儿期，其中尤其是第一周死亡最多，其死亡原因多半与围生期母婴双方各种因素有关。要使婴儿死亡率下降，重点在防治新生儿疾病，故 20 世纪中叶以后世界各国普遍重视妇幼卫生，大力开展孕产妇保健活动，努力改进产科质量，广泛研究新生儿疾病，使婴儿死亡率快速下降，至 20 世纪 90 年代不少先进国家婴儿死亡率已降至 10%以下。在 20 世纪初期另一个威胁婴儿生命的原因为婴儿的喂养问题，许多儿童死于营养不良，不少儿童患佝偻病、维生素 C 缺乏，维生素 A不足引发夜盲、干眼病而致失明，患严重的营养性贫血危害儿童身心健康。儿科界呼吁社会重视母乳喂养，研究合理的婴儿配方乳，以补充母乳不足，探索婴儿营养需要量和合理的计算方法，以及适宜的食品配置和喂哺。对婴幼儿新陈代谢和体液、电解质的补充也开展了广泛和深入的研究，从而救治了不少因腹泻而致脱水和电解质紊乱的婴儿。

近二三十年来随着儿童疾病谱和主要死亡原因的转变，以及传染性和感染性疾病、营养性疾病发病率下降，许多器质性疾病、先天性遗传性疾病、现代文明带来的意外事故和肥胖病，以及心理行为、社会适应等问题越来越显示其危害性和重要性，并逐渐受到广泛关注。儿科医学根据当代需要按身体系统分为专业的方向，以便集中人力、物力优势，深入钻研和掌握有关高深技术，更好地为这些病儿服务。除临床儿科学向系统专业方向发展外，从预防着手，提高儿童全面身心素质，在基层卫生工作中儿童保健工作领域有了很大的拓展，在发育儿科学和预防儿科学方面也有了飞速的发展。

医学卫生工作的目标不仅只是防治疾病，最关键的是全面提高人类生命质量。这对处于发育成长阶段的儿童显得特别重要，他们有自身不同的先天遗传禀赋，又受到家庭、学校、社会各方面环境因素影响，尤其是父母在养育过程中所给予的影响最为巨大，故而对儿童的健康服务也必须兼顾其家庭环境和双亲教育。为达到促进儿童身心健康的目标，目前认为最好采取以下措施：首先要对儿童个体及群体进行连续长期的系统监察，对其健康状况进行周期性评估，必要时可应用现代高科技手段进行各种筛查，如新生儿先天代谢病筛查、智能行为筛查、视觉听觉筛查等，从而在早期发现发育、体质和心理上的各种问题，以便及时进行有效的防治措施，去除危害因素，加强促进因素，对疾病防患于未然，问题止于其始；对某些有特殊需要的孩子，应组织有关专家会诊，长期随访和照顾，如智能低下、先天性心脏病、哮喘病、过敏症、慢性肾脏病、血液病的患儿。

在实施这些儿童保健医疗措施时，取得家长的信任和合作十分重要，并应针对孩子的健康给予详细的咨询指导。为使儿童能获得完善的服务，儿科医护人员应取得同一地区或社区中其他卫生工作者的通力配合。这些服务内容已大大超越了传统儿科医生服务范围，使儿科医学发展得到进一步的延伸。儿科医生的工作范围不限于儿童疾病的防治，其工作场所也已跨出医院、诊所大门，进入各个社区，直接与家庭、学校、社区里的儿童和家长相接触。

1990 年 9 月在美国纽约召开首次世界儿童问题各国首脑会议，这次会议上通过了两个重要文件：《儿童生存、保护和发展世界宣言》和《执行 90 年代儿童生存、保护和发展世界宣言行动计划》，为 90 年代儿童工作指明了目标，受到各国政府的拥护与承诺，使"一切为了儿童""儿童优先""儿童至上"的概念成为全世界发展的准则。在儿童工作一片大好形势下，儿科医学的前景必将更为繁荣，但其担负的责任也将更为艰巨。

三、新中国儿科医学发展及成就

1949 年中华人民共和国成立后，党和政府十分重视儿童健康，建国初期的宪法和农业发展纲要中都写明母亲和儿童应受到国家的保护。卫生部制定了"面向工农兵，团结中西医，预防为主，卫生工作与群众运动相结合"的卫生工作方针，也为儿童医疗保健工作指明了方向。新中国成立后第一任卫生部妇幼卫生局由妇幼卫生专家杨崇瑞博士领导，新中国成立后立即召开有关专家会议，在全国范围首先以推广新法接生和新法育儿为主要任务，以降低婴儿死亡率和促进儿童健康。在短期内培训了大批接生员、保育员，改造旧接产婆，深入基层农村，使妇女儿童的健康状况得到初步改善。此后的半个世纪以来，我国主要从以下几方面开展了儿童保健和疾病防治工作，促进了儿科医学在我国的发展，并取得了显著成绩。

（一）儿童保健医疗机构的设置和专业队伍的建设

新中国成立前专门为儿童服务的儿童卫生保健医疗机构寥寥无几，全国仅 89 所设备破旧、人员不足的妇幼保健机构，只有大城市的大医院才设置有儿科，全国只有几个规模较小的儿童医院，各级政府也缺乏完善的妇幼卫生行政管理机构。新中国成立初期即在中央卫生部设置了妇幼卫生局（后改称司），各省、地、市、县（区）各级卫生厅（局）也设立了相应的妇幼卫生处（科），系统管理妇女儿童的保健卫生工作。儿童健康服务的专业机构也迅速得到发展，省市设妇幼保健院，县设妇幼保健所（站）。1993 年统计显示全国已有 373 个妇幼保健院和 2791 个妇幼保健所。县以下还逐级建立了县、乡、村二级儿童保健网，负责所辖地区的妇幼保健卫生工作。省、市、区、县各级综合性医院大多设有儿科门诊病室，诊治患病儿童。不少省市尚建有儿童医院，大多收治 13 岁以下的病儿，1993

年统计全国已有大小儿童医院 35 个。至 20 世纪 90 年代中期从无到有、从少到多已逐步在全国形成妇幼保健医疗卫生的结构框架，尚待进一步充实专业人员和增添设备，提高服务质量，更好地为全国儿童服务。为了不断提高儿科医学理论水平和服务技术质量，近年来各省市、医学院校增设了各类儿科研究所和各种专业研究室，对推动儿科医学的发展起到甚为重要的作用。

儿科专业队伍的建设是提高儿科医学服务质量的关键。我国十分重视儿科专业队伍的建设，除了在医学院校医学系、卫生系等设有儿科学教学外，1950 年又创建中央妇幼保健实验院、儿童卫生研究所，举办各类妇幼卫生保健和保育干部培训班、提高班。此后各省市高中等医学院校又应各地区所需，开办大专、中专妇幼卫生专业班，为全国输送各层次妇幼卫生专业人员。1953 年起卫生部在高等医学院中开办了儿科系，专门培养高级儿科医学人才，至 20 世纪 90 年代初全国已有 20 余所。1985 年起又在 6 所卫生部直属医科大学内设置了本科妇幼卫生专业教育，后又扩展为 8 所。20 世纪 80 年代后各种妇幼保健和儿科的在职教育、继续教育、短训班、进修教育更是蓬勃开展。儿科医学的研究生教育自 20 世纪 60 年代起越来越受到重视，各医学院校和研究机构招收儿科各专业的硕士生、博士生，使他们成为提高儿科医学质量的骨干队伍。近 50 年来儿童保健医疗队伍越来越壮大，1993 年统计显示全国已有儿科医生 5.6 万名，20 世纪 90 年代末全国中专以上妇幼卫生人员达 10 万人，另有 32 万余女乡村医生从事最基层的妇幼卫生服务。

（二）改革开放，引进国外适用技术，开展国际合作

改革开放，加强了国际信息交流。通过各类国际合作，引进符合我国国情的适用技术与卫生管理经验，大大促进了我国妇幼保健和儿科医学走向现代化。国际组织，如联合国儿童基金会（UNICEF）、世界卫生组织（WHO）、人口基金会（UNFPA）、世界银行等通过与卫生部妇幼卫生司各部门的长期合作，开展了各种项目。如在 1982～1984 年 UNICEF 合作项目在全国建立了 13 个儿童急救和培训中心，以及 30 个妇幼保健示范县。1985～1989 年作为 UNICEF、WHO 和 UNFPA 的联合项目，妇幼卫生示范县扩展至 28 个省（自治区）的 128 个县，1990～1994 年又开展"加强中国基层妇幼卫生、计划生育服务"合作项目，涉及全国 300 个老少边地区的县，在这些项目进行的同时开展生长发育监测、腹泻病控制、口服补液疗法推广、儿童急性呼吸道感染病例管理等适用技术、专题试点研究和推广。在计划免疫方面，20 世纪 80 年代 UNICEF 援助大量资金，协助全国建立了疫苗运输、储存的冷链系统，大大促进了我国计划免疫工作的推广普及。世界银行 1989～1995 年以卫生 I、II、III 贷款项目（综合性区域卫生发展项目），1994～1999 年以卫生贷款项目（妇幼卫生综合项目）资助 282 个县，分布于 8 个省。除了上述国际组织的合作项目外，尚有不少各国民间组织提供合作项目，如美国 HOP 基金会提供建设儿童医院项目，美中医学会援助基层新生儿抢救培训项目，加中儿童健康基金会的儿童医院技术引进和遍及全国数十个农村爱幼中心支援项目等，这些项目对我国近年来妇幼保健及儿童疾病防治工作起到很大的促进作用，使之加快与国际接轨。

（三）制定政策法规，加强妇幼卫生法制管理

新中国成立以来政府卫生行政部门加强对妇幼卫生、儿童保健，保育、医疗方面的规范化管理，陆续制定和颁布了一系列管理条例，如《妇幼卫生工作条例》《城乡儿童保健工作要求》《散居儿童卫生保健管理制度》《各级妇幼保健机构编制标准》《城市托儿所

工作条例》《托儿所、幼儿园卫生保健制度》《全国计划免疫工作条例》《小儿四病防治方案》《妇幼保健保偿工作条例》等。国务院于 1992 年颁发了《90 年代中国儿童发展规划纲要》，要求各级政府予以实施，卫生部下发了实施方案。1994 年全国人大通过我国《母婴保健法》，成为我国第一个有关儿童保健的法规，各省市地方政府也根据各地实际情况颁发了有关规范，如上海市政府对重病住院诊治的儿童少年制定了减免费用的补偿制度等。这些政策和法规的制定使我国保障儿童健康的服务走向法制化。

（四）新中国成立后在儿科医学方面的成就

1.婴儿死亡率下降

婴儿死亡率和 5 岁以下儿童死亡率等人口指标是衡量一个国家经济、文化、教育等综合的国际指标。我国在新中国成立前婴儿死亡率高达 200‰以上。新中国建立后由于党和政府重视和关怀儿童健康，执行预防为主的卫生方针，制定了一系列保障儿童健康的制度法规，团结全国儿童保健和临床工作者共同努力，扩大服务范围，提高服务质量，使婴儿死亡率迅速下降。1991 年从 81 个监测市县调查统计表明，婴儿死亡率已降至 50.19‰（新生儿死亡率降至 33.07‰），沿海地区 27.35‰，城市 17.31‰，个别城市低于 10‰，农村平均 58.02‰，边远地区仍高达 78.23‰。5 岁以下儿童死亡率为 61.03‰，沿海地区 33.65‰，城市 20.86‰，农村 71.08‰，边远地区 100.21‰。

2.传染病得到控制

20 世纪 50 年代全国卫生部门在各省市开展普种牛痘，使我国于 1960 年 3 月宣布消灭了天花。20 世纪 60 年代初又研制成功脊髓灰质炎及麻疹减毒活疫苗，随即在各大城市为儿童进行卡介苗、百日咳、白喉、破伤风、麻疹、脊髓灰质炎的预防接种，1978 年起普及全国，使这些疾病的发病率明显下降。20 世纪 90 年代计划免疫工作更进一步得到加强，大大提高了易感人群的免疫接种率。联合国儿童基金会和世界卫生组织协同中国卫生部于 1989 年、1991 年及 90 年代后期分别审评我国计划免疫工作，结果表明我国按期于 1988 年以省为单位、1990 年以县为单位、1995 年以乡为单位实现了儿童免疫接种率分别达到 85% 的目标。近年来乙肝疫苗研制成功，又大力推广此疫苗接种，大城市中其接种率达到 85% 以上。国际社会高度赞赏与表彰我国在普及儿童免疫接种工作中所取得的巨大成绩。

全国卫生普及计划免疫与爱国卫生运动相结合，使我国儿童传染病发病率大幅度下降。如麻疹、白喉、百日咳、脊髓灰质炎发病总数自 1978 年的 360 万多降至 1995 年的 6 万多，下降 98%，这些病的发病率每 10 万人中麻疹由 249.76 降至 4.83（下降了 97.6%），白喉自 2.11 降至 0.007（下降了 99.6%），百日咳由 126.35 降至 0.502（下降了 99.5%），脊髓灰质炎由 1.09 降至 0（下降了 100%），自 1994 年 10 月以来，未发现本土脊髓灰质炎野病毒引起的病例。其他传染病如流行性脑脊髓膜炎、乙型脑炎、伤寒、结核病等也都明显减少。在防治传染病方面所取得的成绩是使我国婴幼儿死亡率下降的重要原因。

3.儿童常见病发病率下降，诊治质量提高

由于国民经济好转，全国人民生活不断改善，以及健康知识的普及，儿童的营养受到家庭和社会重视，营养不良和营养素缺乏患病率较快下降，儿童体质大大提高。随着高科技大量应用于临床医学和儿科医务人员不断努力提高保健医疗服务质量，儿童常见病多发病防治方面也取得很大成绩。例如在婴幼儿肺炎的防治方面，在基层推广肺炎病例管理的措施，使病儿获得早期诊断治疗和转诊的机会；通过广泛培训改进了对急性呼吸道病重症患儿的抢救技术，提高了氧疗效果；开展肺炎病原体快速诊断技术使治疗有了方向，使婴幼儿肺炎病死率大大降低。由于卫生条件改善，普及饮用清洁安全水及饮食卫生知识的广为传播，婴幼儿腹泻发病率已明显下降。早期诊断和口服补液的应用使患儿大多能在门诊得到恰当的治疗，很少转为重症住院。液体疗法和支持治疗的改进，使腹泻病死率降低。

4.高新技术在儿科疾病诊治上的应用

近二三十年来，世界科学技术飞速发展，医学科学的进步也十分惊人。以感染性疾病而言，其病原谱与半个世纪前相比有很大不同，如小儿呼吸道感染的病原体除流行性感冒病毒、副流感病毒、肺炎链球菌、葡萄球菌、链球菌以外，又发现了呼吸道合孢病毒、腺病毒、巨细胞病毒、疱疹病毒、肠道病毒，以及支原体、真菌等病原体逐渐占重要地位。婴幼儿腹泻肠炎的病原谱也有不少新发现，除志贺菌、沙门菌、致病性大肠杆菌以外，在大肠杆菌中鉴别出肠毒系型和侵袭性，又发现空肠弯曲菌、耶尔森菌也是引起小儿肠炎的重要致病原；病毒病原方面，20世纪80年代以后证实我国婴幼儿秋季腹泻流行中有70%～80%系由轮状病毒引起，肠型腺病毒、蛾状病毒、肠道病毒等引起的小儿肠炎也曾有报道。由于分子生物学、免疫学、病毒学等方面的发展，使感染性疾病病原方面诊断技术出现巨大改进，尤其在快速诊断方面，如采用 ELISA 法、RNA 或 DNA 核酸基因电泳（PAGE）、DNA 体外扩增法（PCR）等可快速诊断上述病毒、细菌及寄生虫等病原，大大提高了临床早期诊断，使患儿得到适宜的治疗。

近年来先天遗传、代谢性疾病已上升为儿童死亡原因的第一、第二位，受到各方面重视，基因诊断在国内也已开展 10 余年。目前对先天遗传性疾病可采用多种诊断方法，如快速 DNA 点杂交法、限制性内切酶酶谱分析法、DNA 限制性片段长度分析法、寡核苷酸探针杂交法等，应用 PCR 扩增手段可使基因诊断成为一种简便、快速、灵敏的方法。国内某些单位已可应用基因诊断方法诊断珠蛋白生成障碍性贫血（α地中海贫血），苯丙酮尿症，血友病 A、B，杜氏肌营养不良症，糖尿病等疾病。采用羊水及羊膜细胞作基因诊断和染色体检验等，可准确、快速地作产前先天遗传病诊断。新生儿先天代谢病筛查已越来越受到各国儿科界重视，有些国家已立法必须在新生儿期进行，我国不少地区也已开展。目前国际上筛查重点为先天性甲状腺功能减退、苯丙酮尿症、半乳糖血症、枫糖尿病，同型胱氨酸尿症、组氨酸血症和胰腺纤维囊肿，我国已对前 3 种疾病在一些有条件的城市开展筛查。

近年来先天性心脏病的诊治技术突飞猛进，如在心导管检查技术上改进不少。采用漂浮导管、光纤维导管，可使畸形部位、循环情况及血氧高低等得到更明确的显示。应用多普勒彩色超声心动仪等新技术更可无创伤性地详细了解心血管畸形解剖结构、形态大小及血流方向、瓣膜启闭情况。诊断技术的提高使婴儿的复杂心血管畸形也能及早诊断，获得治疗。故目前外科矫治手术的适应年龄越来越小，我国已可在出生后不久手术，使存活率大大提高。某些治疗手段尚可在不开胸情况下进行，如球囊房间隔造口术以暂时缓解危急病情，用弹簧折伞关闭房间隔继发孔缺损，气囊导管扩增缩窄的肺动脉瓣及其分支和主动脉瓣，泡沫塑料塞子堵塞未闭动脉导管等，我国均已有成功案例报道。国际先进国家已开展小儿心脏移植和胎儿先天性心脏病手术。

在慢性病的药物治疗中为了提高疗效，药代动力学方面的随访研究受到临床儿科的关注。对药物剂量、血浓度、生物利用率、半衰期和体内分布情况进行测定，随时调整用药剂量、时间和方法，便能达到最佳药效。国内在癫痫病治疗和哮喘症控制上已逐步推广应用此方法，并取得明显效果。替代治疗是近年兴起的新颖治疗方法，即当体内缺乏某些活性物质，影响人体生理功能而致病时，研究从人或动物体中提取此活性物质或人工合成，以替代之。如新生儿呼吸窘迫综合征是由于缺乏肺表面活性物质所引起，我国已成功地从猪肺及人羊水中提炼出这种物质，并应用于这类病儿初步取得效果。国外已能人工合成肺表面活性物质用于治疗。有人将其用于成人或年长儿由其他原因所引起的呼吸窘迫综合征也颇有效。在儿童其他慢性系统疾病，如肾脏疾病、神经系统疾病、肿瘤等，采用中西医结合，开发新技术、新药品等大大提高了诊疗水平，使病死率不断下降，存活率有所上升。

5.儿童体质明显提高

由于国民经济不断上升，人民生活水平大大改善，儿童营养状况日益好转，儿童传染病得到大规模控制，儿科诊疗技术飞速改进，以及大力开展儿童保健工作，普及科学育儿知识，使儿童心身素质几十年来有了十分明显的提高，从1975年、1985年和1995年3次全国9省市几十万儿童大规模生长发育调查资料统计中，可看出我国男女儿童体重、身高等体格测量指标有了明显增长。1985年与1975年资料比较，10年内体重平均增加2%～3%，身高增加2%左右，即如5岁同龄儿童10年中体重平均增加0.4kg，身高增加为2cm。

第三章　小儿年龄分期

小儿自生命开始至长大成人始终处于生长发育的动态过程中。不同年龄儿童在解剖、生理、心理的发展中各有其不同特点，加上不同环境的影响，其患病种类、病理、临床表现也各异。在儿童保健和疾病诊疗工作中必须重视考虑各年龄阶段的特点。小儿生长发育虽为一连续过程，但也表现有一定的年龄阶段特性，故实际工作中可将其分为以下七期，但各期之间相互联系，相互影响，不能断然分开。

一、胎儿期

从卵细胞受精开始至小儿出生前统称为胎儿期。从孕妇末次月经第一天算起为 40 周，其周龄称妊娠龄或胎龄。若从真正受精开始算起胎儿期共 38 周。在实际工作中常将胎儿期划分为如下 3 个阶段：

（一）妊娠早期

此期为 12 周，称为胚胎期（或成胚期），是受精卵在子宫着床后细胞不断分裂长大、迅速分化发育形成各系统组织、器官的时期。此期末胎儿已基本形成，可分辨出外生殖器。实际从受精到各器官形成大约在 8 周或 10 周时为主要成胚期，此期为胎儿生长发育十分重要的时期。因其发展迅速，且各器官正处于形成过程，如受内外各种因素影响（如遗传因素和孕妇受病毒感染等）则可使发育受阻，引起各种器官的先天畸形。

（二）妊娠中期

此期为 16 周，胎儿各器官迅速长大并继续发育完善，功能渐趋成熟，胎儿长大颇快。但在胎龄 20 周之前体重 <500g 时，由于肺的发育尚未成熟，如发生早产则大多不能存活。从 20~28 周肺泡发育逐渐成熟，故 28 周（体重约 1000g）后出生者，存活的希望较大。

（三）妊娠晚期或后期

此期共 12 周（第 28 周后至 40 周），此期胎儿各器官形态与功能基本成熟。胎儿增大以肌肉发育与脂肪积累为主，胎儿体重增长较多。胎儿完全依靠孕妇生存，母子关系十分密切。母体受到的各类不利影响（如创伤、营养不足、劳累、各类感染、疾病、药物、心理打击等）均可影响胎儿正常生长发育。

妊娠中、晚期孕妇感染，受到放射或有毒物质侵害、营养缺乏或障碍、胎盘或脐带发生异常而导致胎儿缺氧，以及免疫性疾病（溶血症）等均可使胎儿致病，引起死胎、流产、早产或先天畸形、新生儿疾患等，故孕妇和胎儿保健十分重要。应普及孕前咨询，包括遗传咨询及婚前男女双方体检，同时进行孕妇定期检查监护与胎儿生长发育监测，指导孕妇营养与生活安排，预防感染性疾病如风疹、巨细胞病毒、疱疹病毒、弓形体病及梅毒等性病的感染，注意避免环境污染与滥用药物。孕期监护中发现高危孕妇应严密监测，及早恰当处理，以减少其危害。疑有先天遗传性疾病者，可进行遗传咨询和产前筛查。

胎儿期因父母两方面的各种原因而发生早期流产者比例大约为 20%，常与非整倍体染色体 异常、孕妇健康与宫内环境有关。关于围生期死亡率，我国一般从胎儿 28 周后（或体重 1000g 以上）至出生后不满 7 整天为统计对象，其中约一半死于胎儿期，而一半死于早期新生儿期。随着围生医学的发展，以及加强产前保健和分娩技术的改进，近 20 年来围生期死亡率 已大大降低。

二、新生儿期

自胎儿娩出、脐带结扎时算起至刚满 28d 之前称新生儿期。这一时期小儿脱离母体，为独立生活进行生理调节和适应时期，内外环境发生极大变化，而其适应能力又不完善，故易发生不少适应不良问题，如体温不升、体重下降、出血、溶血、呼吸艰难综合征等，另外还有因分娩过程带来的产伤、窒息、感染等问题。先天性畸形也是新生儿期的重要问题。新生儿期不仅患病率高，死亡率也高，约占婴儿死亡率的 1/2～1/3，尤以新生儿第 1 周为高。故新生儿期保健特别强调护理、保暖、喂养、消毒隔离、预防感染。现今国际上认为分娩后让母亲及早接触新生儿，并亲自给予喂哺及皮肤按摩，有增进母乳分泌及加强母子感情和促进婴儿生理、心理健康的作用。

三、婴儿期

出生后到满 1 周岁之前为婴儿期，其中包括新生儿期。因以乳类为主要食品又称乳儿期。此阶段生长发育迅速，为出生后生长发育最快的时期。1 年中体重增加到出生时的 3 倍左右，身长增加 50%，体内各器官、组织继续发育，功能不断完善。此期需要摄入较高的能量和各类营养素，尤其是蛋白质，以适应生长发育所需。但其消化吸收功能又不够完善，易发生营养和消化紊乱。免疫功能和抗病能力也正在发育中，易受各种病原侵袭，发生各种传染病、呼吸道及消化道感染。婴儿期保健重点在提倡母乳喂养、指导合理营养、及时添加辅食等，以防发生营养不良、佝偻病、贫血等，按计划免疫接种各种预防接种，注意护理和教养，开始培养良好的生活习惯及心理卫生。

婴儿期死亡率为出生后各年龄期中最高者，主要发生在新生儿期。国际上常以此衡量某一国家的卫生水平。我国新中国成立前婴儿死亡率在大城市中也高达 150‰。新中国成立后迅速下降，20 世纪 80 年代已达 40‰以下，20 世纪 90 年代大城市下降更为迅速。

四、幼儿期

满 1 周岁到 3 周岁之前为幼儿期。此阶段生长发育较婴儿期稍慢，但已会独立行走，活动范围渐广，接触社会事物增多，也是智力发育如动作、语言、思维、应人应物能力迅速发展时期。因识别危险、保护自己的能力尚差，易发生意外事故如中毒、外伤等，社会交往增多，易患各种传染病如百日咳、水痘、腮腺炎等，要注意消毒隔离。小儿饮食已由乳类转换为混合膳食，必须注意此时饮食调配须适应其消化吸收能力，并应注意培养良好的饮食习惯和用勺、杯、碗进食的能力，以防止营养不良和各种营养缺乏症。此期还须训练咀嚼能力和保护牙齿。

五、学龄前期

满 3 周岁后到入小学前（大多 6～7 岁入学）为学龄前期（或称幼童期）。此阶段体格生长稳步增长，速度已较前减慢，但智能发展迅速，知识面迅速扩大，可学会自理生活及初步社交活动。他们大多进入托幼机构与同龄儿童广泛接触。此时期小儿具有高度可塑性，应加强学前教育，培养良好的品德、情感、行为和优良的生活和学习习惯。此时防病和自卫能力虽有所加强，但仍易发生传染和感染性疾病以及意外事故，应注意防护。此年龄期也常见急性肾炎、风湿病和支气管哮喘等疾病。必须保护眼睛和口腔卫生，防治寄生虫病。

六、学龄期

从入小学开始（6～7岁）到青春期（女12岁，男13岁）开始之初为学龄期，约等于小学学龄期。此时体格生长稳步增长，一般到6岁左右开始换恒牙。到此期末各器官包括脑的外形，除生殖器官外均已基本与成人接近，此期小儿由于进入正式学校学习，智能发育更为成熟，可接受更多的系统的科学文化知识，通过加强教育使其在德、智、体、美、劳各方面得到全面发展。学龄期一般患病率较低，但要注意预防近视与龋齿。端正坐、立、行、写的姿势，仍应供给丰富的营养，安排有规律的生活和适当的运动锻炼，但也要保证充足的睡眠和休息。

七、青春期（少年期）

女孩从11～12岁开始到17～18岁，男孩从13～14岁开始到18～20岁为青春期，约等于中学学龄期。青春期的开始与结束年龄个体差异较大，可相差2～4年。此期主要特点为体格生长再度加速和生殖系统的发育增速与渐趋成熟。本期结束时体格生长转慢并停止，生殖器官的发育和功能达到成人水平。此期由于神经内分泌的调节变化，常出现精神、心理、行为等方面的不稳定，必须加强教育和引导，授予生理卫生知识，了解自身正常生理、心理变化，培养优良的人生观和道德品质十分重要。此期可发生甲状腺肿、高血压、月经病等，大多与此期神经内分泌调节不稳定有关。注意充足的营养和心理卫生为本期的保健重点。

第四章　儿科疾病的诊断方法

第一节　儿科 X 线诊断技术

一、概述

X 射线成像分为传统 X 射线检查技术和数字 X 射线成像技术。

（一）传统 X 射线检查技术

传统 X 射线检查技术是 1895 年德国科学家伦琴发现了 X 射线之后应用于临床的，现在仍是临床诊断简单、实用的检查方法，可应用于人体各系统和各部位的检查。缺点是对小儿有 X 射线辐射，检查要严格掌握指征。

传统 X 射线成像检查方法分为常规检查、特殊检查和造影检查 3 大类。

1.常规检查

常规检查有透视和普通 X 射线摄影。

（1）透视：透视适用于人体自身组织的天然对比较好的部位。胸部透视可观察肺、心脏和大血管；腹部透视观察有无肠道梗阻和膈下游离气体；骨关节透视主要观察有无骨折脱位及高密度异物，在透视下进行各种造影和介入。

（2）普通 X 射线摄影：普通 X 射线摄影是临床上最常用、最基本的检查方法，适用于人体的任何部位，所得照片称为平片。

2.特殊检查

常用的有体层摄影、高千伏摄影、软 X 射线摄影和放大摄影等。

（1）体层摄影：是使某一选定层面上组织结构的影像显示清晰，同时使层面以外的其他组织影像模糊不清的检查技术。常用于平片难以显示、重叠较多和较深部位的病变，有利于显示病变的内部结构、边缘、确切部位和范围等。随着 CT 的出现和重建技术的发展，体层摄影已很少应用。

（2）高千伏摄影：是用 120kV 以上管电压产生穿透力较强的 X 射线以获得在较小的密度值范围内显示层次丰富的光密度影像照片的一种检查方法。

（3）软 X 射线摄影：40kV 以下管电压产生的 X 射线，能量低，穿透力较弱，故称"软 X 射线"。通常由钼靶产生，故又称为钼靶摄影。软 X 射线摄影常用于乳腺、阴茎、咽喉侧位等部位的检查。

（4）放大摄影：利用 X 射线几何投影原理使 X 射线影像放大，用于观察骨小梁等细微结构。

3.造影检查

普通 X 射线检查依靠人体自身组织的天然对比形成影像，对于缺乏自然对比的结构或器官，可将密度高于或低于该结构或器官的物质引入器官内或其周围间隙，人为地使之产生密度差别而形成影像，此即造影检查。引入的物质称为对比剂，也称造影剂。

（二）数字 X 射线成像技术

包括计算机 X 射线摄影、数字 X 射线摄影和数字减影血管造影。

1.计算机 X 射线摄影（CR）

CR 是使用可记录并由激光读出 X 射线影像信息的成像板（IP）作为载体，经 X 射线曝光及信息读出处理，形成数字式平片影像。

2.数字 X 射线摄影（DR）

是在 X 射线电视系统的基础上，利用计算机数字化处理，使模拟视频信号经过采样和模/数转换后直接进入计算机形成数字化矩阵图像。包括硒鼓方式、直接数字 X 射线摄影和电荷耦合器件摄影机阵列等多种方式。

3.数字减影血管造影（DSA）

DSA 是 20 世纪 80 年代继 CT 之后出现的一种医学影像学新技术，它将影像技术、电视技术和计算机技术与常规的 X 射线血管造影相结合，是数字 X 射线成像技术之一。基本设备包括 X 射线发生器、影像增强器、电视透视、高分辨率摄像管、模/数转换器、电子计算机和图像贮存器等。其基本原理是以 X 射线发生器发出的 X 射线穿过人体，产生不同程度的衰减后形成 X 射线图像，X 射线图像经影像增强器转换为视频影像，然后经电子摄像机将其转变为电子信号，再经对数增幅、模/数转换、对比度增强和减影处理，产生数字减影血管造影图像。

二、临床应用

X 射线技术对下列疾病可提供快速诊断。

（一）传统 X 射线检查技术的临床应用

1.呼吸系统

肺不发育和肺发育不全、肺透明膜病、湿肺病、吸入性肺炎、大叶性肺炎、支气管肺炎、金黄色葡萄球菌肺炎、支原体肺炎、间质性肺炎、肺囊肿、小儿肺结核、膈疝、纵隔气肿、脓胸、气胸与液气胸、胸腔积液、特发性肺含铁血黄素沉着症、气管支气管异物。

2.循环系统

常规摄取后前位和左侧位照片，摄片要求位置端正，心脏轮廓清晰，通过正位像可观察降主动脉及气管、主支气管，肺门及周围血管清晰可见。左侧位片可借助食管吞钡观察左房，鉴别纵隔与大血管病变，观察下腔静脉与左心室关系。左前斜位指病儿向右旋转 60～70°照片，适宜观察左右心室及右房大小和主动脉弓（降）部全貌。右前斜位照片指患儿向左旋转 45°～55°同时吞钡的照片，观察左房与食管关系，判断左房大小并可观察右室流出道，肺动脉段突出程度。复杂型先天性心脏病例摄片应包括上腹部，便于肝、脾、胃位置的观察。

3.消化系统

先天性贲门失弛缓症、食管裂孔疝、幽门肥厚性狭窄、肠套叠、坏死性小肠结肠炎、先天性巨结肠。

4.泌尿系统

肾胚胎瘤（肾母细胞瘤或 Wilms 瘤）、神经母细胞瘤。

5.骨骼系统

软骨发育不全、佝偻病。

（二）高千伏摄影的临床应用

常用于胸部，能较好地显示气管、主支气管、肺门区支气管和被骨骼及纵隔重叠的结构和病灶。

（三）CR 的临床应用

对骨结构、关节软骨及软组织的显示优于传统的 X 射线成像。能清晰显示听小骨、前庭、半规管等结构，并能准确判断鼻窦窦壁有无骨质破坏。CR 对肺部结节性病变的检出率及显示纵隔结构如血管及气管等方面优于传统 X 射线片，但在间质性病变和肺泡病变的显示上则不如传统 X 射线片。CR 在显示肠管积气、气腹和泌尿系结石等病变方面优于传统 X 射线摄影。

（四）DR 的临床应用

DR 的临床应用范围与 CR 基本相同。

第二节　儿科 CT 诊断技术

一、概述

计算机体层摄影技术是由 Conmack AM 和 Hounsfield CN 发明的。显示的是人体某个断层的组织密度分布图，图像清晰，提高了病变的检出率和诊断准确率，应用于临床以来有了飞速发展。螺旋 CT 由单排发展到现在的 64 排，一次曝光可获多层信息，提高了 X 射线利用率，减少了曝光剂量，扫描覆盖面增大，扫描速度提高。CT 成像的基本原理是用 X 射线束对人体检查部位一定厚度的层面进行扫描，由探测器接收该层面上各个不同方向的人体组织对 X 射线的衰减值，经模/数转换输入计算机，通过计算机处理后得到扫描层面的组织衰减系数的数字矩阵，再将矩阵内的数值通过数/模转换，用黑白不同的灰度等级在荧光屏上显示出来，即构成 CT 图像。

二、临床应用

（一）平扫、增强扫描检查

平扫、增强扫描可检查以下疾病：

1.小儿颅脑疾病

脑裂畸形、脑灰质异位、胼胝体发育不全、透明隔发育畸形、小脑扁桃体延髓联合畸形；新生儿缺氧缺血性脑病、新生儿颅内出血、外部脑积水；先天性巨细胞包涵体病毒感染、先天性弓形体感染、先天性风疹感染、新生儿单纯疱疹病毒感染、病毒性脑炎、结核性脑膜炎。瘤：小脑幕上室管膜瘤、大脑半球原始神经外胚瘤或胚胎性肿瘤；小脑幕上脑室内肿瘤（脉络丛肿瘤、室管膜下巨细胞星形细胞瘤）、鞍上池及下丘脑-视交叉部位肿瘤（颅咽管瘤、下丘脑错构瘤）、松果体区肿瘤　（生殖细胞瘤、畸胎瘤、松果体母细胞瘤）。

2.小儿胸部疾病

支气管囊肿、肺隔离症、特发性肺间质纤维化、朗格汉斯巨细胞组织细胞增生症、白血病、特发性肺含铁血黄素沉着症、肺炎、肺结核、前纵隔肿瘤（胸腺瘤、生殖细胞瘤）、中纵隔肿瘤（恶性淋巴瘤、气管囊肿）、后纵隔肿瘤（神经母细胞瘤、食管囊肿）。

3.小儿腹部 CT 诊断

肝母细胞瘤、肝脓肿、胆总管囊肿、先天性肝内胆管扩张、急性胰腺炎、胰腺囊肿、胰母细胞瘤、肾母细胞瘤、肾恶性横纹肌样瘤、肾上腺出血、肾上腺神经母细胞瘤。

（二）特殊扫描可作如下诊断：

1.薄层扫描

是指扫描层厚≤5mm 的扫描，用于检查较小病灶或组织器官和三维重组后处理。

2.重叠扫描

扫描时设置层距小于层厚，使相邻的扫描层面有部分重叠，避免遗漏小的病灶。

3.靶扫描

对感兴趣区进行局部放大扫描的方法，可明显提高空间分辨率，主要用于肺小结节、内耳、垂体及肾上腺等小病灶或小器官的检查。

4.高分辨率 CT（high-resolution CT，HRCT）扫描

采用薄层扫描、高空间分辨率算法重建及特殊的过滤处理，可取得良好空间分辨率的 CT 图像，对显示小病灶及细微结构优于常规 CT 扫描。常用于肺部弥漫性间质性或结节性病变、垂体、内耳或肾上腺等检查。

第三节　儿科磁共振诊断技术

一、概述

磁共振成像是利用原子核在磁场内共振所产生的信号经重建成像的一种成像技术，是无创性检查，无 X 射线辐射，且分辨率高，对新生儿缺氧缺血性脑病、脑先天畸形、血管性疾病、蝶鞍区及颅后窝等病变的诊断优于其他影像学方法。基本原理是通过对静磁场中的人体施加某种特定频率的射频脉冲，使人体组织中的氢质子受到激励而发生磁共振现象，当终止射频脉冲后，质子在弛豫过程中感应出 MR 信号，经过对 MR 信号的接收、空间编码和图像重建等处理过程，即产生 MR 图像。

二、临床应用

（一）儿科磁共振成像临床常规应用

可用于诊断脑先天畸形，如胼胝体发育畸形；神经皮肤综合征，如神经纤维瘤病、结节硬化；脑血管畸形，如脑内动脉瘤、烟雾病。对颅内各种肿瘤的诊断具有明显优势。对溶酶体贮积病、线粒体脑肌病、颅内感染、多囊性脑软化、新生儿缺氧缺血性脑病、早产儿脑损伤、颅内出血、蛛网膜囊肿、脊髓肿瘤等神经系统病变的诊断给临床医生提供了可靠依据。MRI 是其他影像学胸部病变检查的补充。MRI 能显示纵隔的确解剖结构，显示纵隔肿瘤的确大小、形态、轮廓、范围及肿瘤是否有液化坏死和出血，肿瘤与心脏大血管、气管和食管的关系。腹部 MRI 检查的适应证是肝、胆、胰肿瘤，胆总管囊肿，胆管闭锁，胰管畸形，腹膜后肿瘤，腹腔囊肿等。小儿泌尿系统磁共振水成像技术是近年发展起来的一项新技术，适用于小儿各种疾病尤其是泌尿系统积水性疾病的检查，还适用于肾脏、腹腔囊性疾病，肾脏肿瘤等的诊断。

（二）脉冲序列应用

常用的有自回旋波序列、梯度回波（gradient echo，GRE）序列、反转恢复（in-version recovery，IR）序列等。

1.SE 序列

是临床上常用的成像序列。T_1WI 适于显示解剖结构，也是增强检查的常规序列；T_2WI 更易于显示水肿和液体，而病变组织常含有较多水分。

2.GRE 序列

是临床上常用的快速成像脉冲序列。主要用于屏气下腹部单层面快速扫描、动态增强扫描、血管成像、关节病变检查。

3.IR 序列

主要用于获取重 T_1WI，以显示解剖，通过选择适当的反转时间可得到不同质子纵向磁化的显著差异，获得比 SE 脉冲系列更显著的 T_1 加权效果。

（三）脂肪抑制

短 T_1 高信号可来源于脂肪、亚急性期血肿、富含蛋白质的液体及其他顺磁性物质，采用 STIR 等特殊脉冲序列可将图像上由脂肪成分形成的高信号抑制下去，使其信号强度降低，即脂肪抑制，而非脂肪成分的高信号不被抑制，保持不变。

（四）MR 血管成像

是使血管成像的 MRI 技术，一般不需要注射对比剂即可使血管显影，安全无创，可多角度观察，但目前对小血管和小病变的效果还不够令人满意，还不能完全代替 DSA。

（五）MR 水成像

是采用长 TR、很长 TE 获得重度 T_2 加权，从而使体内静态或缓慢流动的液体呈现高信号，而实质性器官和快速流动的液体如动脉血呈低信号的技术。通过最大强度投影重建，可得到类似对含水器官进行直接造影的图像。目前常用于 MR 胆胰管成像、MR 尿路造影、MR 脊髓造影等。水成像具有不需要对比剂、安全无创、适应证广、成功率高、可多方位观察等优点。

（六）磁共振功能成像

是在病变还未出现形态变化之前，利用功能变化来形成图像，以进行疾病早期诊断或研究某一脑部结构功能的技术。主要包括弥散成像、灌注成像和皮质激发功能定位成像等。

第四节　儿科超声诊断技术

一、概述

超声波为一种机械波，具有反射、散射、衰减及多普勒效应等物理特性，通过各种类型的超声诊断仪，将超声发射到人体内，其在传播过程中遇到不同组织和器官的分界面时，将发生反射或散射形成回声，这些携带信息的回声信号经过接收、放大和处理后，以不同形式将图像显示在荧光屏上，即为超声图像。其优点是无损伤、无辐射、方便，新生儿在暖箱内时即可操作。

二、临床应用

（一）儿科超声波常规应用

早产儿缺氧缺血性脑损伤包括：早产儿颅内出血、早产儿脑室周围白质软化、新生儿缺氧缺血性脑病、脑先天性畸形、颅内感染（包括宫内感染和生后感染）、肾脏肿块（包括肾母细胞瘤、婴儿型多囊肾、成人型多囊肾、肾积水）、肾上腺肿块（包括神经母细胞瘤、新生儿肾上腺出血）、肝脏肿块（包括肝母细胞瘤和肝癌、肝血管瘤、肝脓肿）、肝肿大（包括胆管闭锁和新生儿肝炎、脂肪肝、肝糖原累积病）、脾肿块（包括脾囊肿、脾脓肿、淋巴瘤）、其他囊性肿块（包括肠系膜囊肿、囊性畸胎瘤、肠重复囊肿、胆总管囊肿、卵巢囊肿、子宫阴道积液）、其他实质性肿块（包括淋巴瘤、横纹肌肉瘤）、急腹症（包括急性阑尾炎、肠套叠、肥厚性幽门狭窄、肠旋转不良）、腹腔脏器损伤等。

（二）病变的形态学研究

超声检查可获得各脏器的断面成像图，显示器官或病变的形态及组织学改变，对病变作出定位、定量及定性诊断。

（三）功能性检查

通过检测某些脏器、组织生理功能的声像图变化或超声多普勒图上的变化作出功能性诊断，如用超声心动图和多普勒超声检测心脏的收缩及舒张功能、用实时超声观察胆囊的收缩和胃的排空功能。

（四）器官声学造影

是将某种物质引入靶器官或病灶内以提高图像信息量的方法。此技术在心脏疾病的诊断方面已经取得良好效果，能够观察心脏分流、室壁运动和心肌灌注情况，测定心肌缺血区或心肌梗死范围及冠状动脉血流储备。目前此技术已推广至腹部及小器官的检查。

（五）介入性超声的应用

包括内镜超声、术中超声和超声引导下进行经皮穿刺、引流等介入治疗。高能聚焦超声还可用来治疗肿瘤等病变。

第五节 儿科核素诊断技术

一、儿科 SPECT 诊断技术

（一）概述

单光子发射型计算机断层放射性药物引入人体内后，与脏器或组织相互作用，参与体内代谢过程，被脏器或组织吸收、分布、浓聚和排泄。放射性核素在自发衰变过程中能够发射出射线，如γ射线，能够被γ造像机等显像仪器定量检测到并形成图像，从而获得核素或核素标记物在脏器和组织中的分布代谢规律，达到诊断疾病的目的。

由于小儿处于生长发育阶段，对辐射敏感，特别是骨髓及生殖腺受辐射影响较大，故应选择半衰期短、不含β射线、γ射线能量低且能从体内迅速排出的放射性药物，而且显像前一定要用复方碘溶液或过氯酸钾封闭甲状腺。检查前 2d 开始服药，根据所用放射性碘的剂量多少，可服 3～5d。放射性药物的剂量可根据体重或年龄计算，按年龄计算（Webster）公式为：小儿剂量=（年龄+1）/（年龄+7）×成人剂量

（二）临床应用

1.临床一般应用

临床可应用于癫痫灶定位以及急性小儿偏瘫综合征、病毒性脑炎、川崎病、心肌炎、肺栓塞、先天性肾畸形、先天性胆管畸形、小儿肿瘤等的诊断。

2.静态显像

当显像剂在器官、组织或病变内达到分布平衡时所进行的显像称静态显像。多用来观察脏器和病变的位置、形态、大小和放射性分布，也可根据一定的生理数学模型，计算出一些定量参数，定量研究脏器的局部功能和局部代谢。

3.动态显像

显像剂引入人体后以一定速度连续或间断地多幅成像，用以显示显像剂随血流流经或灌注脏器、或被器官不断摄取与排泄、或在器官内反复充盈和射出等过程所造成的脏器内放射性在数量或位置上随时间而发生的变化，称为动态显像。

4.局部显像

指显影范围仅限于身体某一部位或某一脏器的显像。

5.全身显像

显像装置沿体表从头到脚匀速运动，依序采集全身各部位的放射性并显示成为一帧影像称为全身显像。常用于全身骨骼显像、全身骨髓显像、探寻肿瘤或炎症病灶，有重要的临床价值。

6.平面显像

将放射性显像装置的放射性探头置于体表一定位置，显示某脏器的影像称为平面显像。

7.断层显像

用特殊的放射性核素显像装置在体表自助连续或间断采集多体位的平面影像数据，再通过计算机重建成为各种断层影像。有助于检出较小病变和进行较为精确的定量分析。

8.阳性显像

又称热区显像，指在静态显像上以放射性增高为异常的显像，如肝血池显像、骨骼显像、放射免疫显像。

9.阴性显像

又称冷区显像，指在静态显像上以放射性减低为异常的显像，如心肌灌注显像、肝显像、肾显像等。

二、儿科 PET/PET-CT 诊断技术

（一）概述

正电子发射型计算机体层摄影是正负电子湮没所发出的成对光子的复合检测。通过将 ^{11}C、^{13}N、^{15}O、^{18}F 等核素标记在人体所需营养物质（如葡萄糖、氨基酸、水、氧等）或药物上，PET 可从体外无创、定量、动态观察这些物质进入人体后的生理、生化变化，追踪引入体内正电子放射性药物的生物学分布情况，从而揭示脏器、组织、细胞、分子内的放射性药物分布及动态变化过程，以此诊断疾病和研究生命活动规律。PET-CT 是将专用型 PET 和高档多排螺旋 CT 组合在一起的仪器，扩大了图像信息量，有利于疾病的定位、定性和定量诊断。

（二）临床应用

1.临床一般应用

原发性癫痫在 PET 显像上表现为发作期葡萄糖代谢率升高，放射性异常浓聚；发作间期葡萄糖代谢率降低，放射性稀疏、缺损。结合发作期与发作间期显像，对原发性癫痫诊断的灵敏度和特异性接近 90%，^{18}F-FDG PET 在致痫灶定位的诊断上有独特的优势。其他

还有川崎病、心肌病、新生儿心脏大动脉转位、脑肿瘤、淋巴瘤、原发性骨髓瘤、神经母细胞瘤、感染性炎症等，也可利用 PET 显像进行诊断。

2.PET 在肿瘤中的应用

有助于异常肿块良、恶性鉴别及恶性程度的判断；肿瘤病程分期及患者预后的评价；临床治疗效果的评价与肿瘤耐药的评价；鉴别肿瘤治疗后残存组织的性质，即局部病灶已坏死或仍有存活的肿瘤；肿瘤复发的早期判断及复发或转移诊断和转移病灶定位及组织活检部位的选择。

3.PET 在神经系统疾病中的应用

（1）^{18}FDG PET 显像结果对脑肿瘤的病理分型，良、恶性的鉴别和分级、分期，肿瘤复发和放疗、化疗坏死的鉴别等有重要价值。

（2）PET 还可研究脑缺血和梗死时的参数，如局部脑血流量、局部脑氧代谢、氧摄取分数和局部脑血容量等血流代谢定量指标，从而为脑血管病的早期诊断、及时治疗和预后评估等方面提供依据。

（3）PET 显像不仅能发现癫痫患者的发作病灶，为手术切除提供定位，而且还能探讨癫痫发作的机理。应用受体显像可以研究脑功能化学机制的变化，为精神分裂症、老年痴呆等疾病的早期诊断提供客观依据。

4.PET 在心脏病中的应用

可进行心肌血流灌注、心肌葡萄糖代谢、心肌脂肪酸代谢、心肌神经受体等方面的显像。对冠心病诊断、心肌梗死范围和大小测定、心肌缺血、心肌病的研究评价及手术后疗效评价等都有极准确的诊断，是目前其他显像手段所无法达到的高准确性、高定量性显像。

第五章　儿科疾病的治疗

第一节　雾化吸入疗法

雾化吸入疗法是通过特定方式将药物溶液或粉末分散成微小的雾滴微粒，使其悬浮于气体中，然后吸入呼吸道以达到治疗的目的。近年来，雾化疗法进展很快，特别是对呼吸道感染、哮喘的治疗，疗效明显。

一、影响雾化吸入效果的主要因素

雾化吸入的理想效果是药物雾化微粒能沉着在需治疗的各级支气管而产生药理作用，而药物雾化微粒的沉着与以下因素有关：

（一）药物雾化微粒的大小

药物微粒的气体动力学直径（即微粒的物理直径与密度平方根的乘积）是影响其沉着部位的重要因素。直径在 $1\sim5\mu m$ 的气雾微粒最容易在下呼吸道沉着。直径小于 $1\mu m$ 时，易随呼吸运动呼出，而直径大于 $5\mu m$ 时，则易沉着在上呼吸道。

（二）病人呼吸的模式

快而浅的呼吸，气体吸入速度快（如哮喘急性发作时），药物雾化微粒沉着在上呼吸道的数量增多，沉着在下呼吸道的数量减少，故治疗效果不佳。相反，缓慢而深的呼吸能使沉着肺泡和终末细支气管的药物雾化微粒数量增多，在吸气末作短暂屏气 $1\sim2s$ 后，可使沉着量增多。从而提高雾化吸入治疗效果。因此，理想的呼吸模式应该是在功能残气位（即平静呼气后）缓慢深吸气，并在吸气末作屏气，以增加药物微粒由于自身重力沉着于下呼吸道的量。在做雾化吸入时，特别是使用定量雾化吸入时，应教会病人这种呼吸形式。

（三）雾化药物的理化性状

气管和支气管黏膜表面覆盖着假复层柱状纤毛上皮细胞，纤毛运动可将气道内的异物或分泌物运动至气道管口咳出，使呼吸道始终保持清洁通畅，对肺起着积极的防御作用。因此，用作雾化的药物除无刺激性外，还必须要有适合的温度和 pH，如果药液的 pH 小于6.5，纤毛运动会停止。

二、雾化吸入的优点

（一）起效快、疗效好

药物随气体直接进入呼吸道，很快作用于气管内的各种神经受体，解除呼吸道痉挛；同时由于是局部用药，使局部药物浓度大，疗效迅速，缩短治疗时间。

（二）用药量小，不良反应少

雾化吸入疗法的药物剂量，仅是全身用药量的 $1/5\sim1/2$，有利于节省药物减少对全身的毒副作用。

（三）湿化、清洁呼吸道

使用药物溶液经雾化后吸入，可保持呼吸道应有的湿度和湿化的程度，解除支气管痉挛，减少气道阻力，清洁呼吸道分泌物，有利于分泌物的排出。

三、雾化吸入器的类型及使用方法

（一）气动雾化器

利用压缩空气作为动力，当气体向一个方向高速运动时，在其后方或四周形成负压，在其前方由于空气阻力而产生正压，使药液在通过喷射器的细管呈雾状喷出，雾粒运动的速度行程与气源压力成正比，雾粒的粗细、雾量的大小与气源压力、喷射器细管的直径、前方受阻物质的表面形态、粗细的过滤程度、液体的黏稠度等因素有关。气源压力：一般气体需 3～5kg，若用氧气作气源则氧流量需每分钟 8～10L。此类雾化器的优点是仅要求患者用潮气量呼吸，不需特殊的训练，对儿童较适合，对 3 岁以下的婴幼儿可辅以面罩吸入。缺点为耗氧量大，且雾滴的大小受气源量的影响较大。

（二）手压式定量雾化器

药物溶解或悬浮在液体混合推进剂内，放在密封的气筒内，内腔高压，当按压雾化器顶部时，利用其氯氟碳引发正压力，药物即由喷嘴喷出。一般雾滴直径为 2.8～4.3μm。目前临床上主要用于哮喘患儿，常用的有必可酮、喘乐宁等。但此雾化需用手操作，且需熟练掌握使用技巧，故婴幼儿使用时，往往达不到理想的效果，现特设计了一种贮雾器，可弥补这一不足。

（三）碟式吸纳器

这是一种用以装有干粉末吸入药物，帮助其被吸入呼吸道的干粉雾化吸入器，临床常用的产品为"旋达碟"，常用于治疗哮喘；常用药物为必酮碟、喘宁碟等。适用于儿童。

（四）呼吸激动定量干粉吸入器

此为 Astra 公司最近推出的新吸入器，商品名为"都保"。将药物放在有一特殊开口的药瓶中，药物通过开口在患儿吸气时进入呼吸道。3 岁以下儿童使用较困难。

四、雾化吸入的不良反应

（1）支气管痉挛引起的低氧血症。

（2）雾化器的污染和交叉感染。

雾化吸入时的过度增湿和体温调节障碍。其他如口腔干燥、咽痛、声嘶及霉菌感染等，一般不影响治疗。

第二节　造血干细胞移植

一、造血干细胞移植分类

HSCT 一般指将各种来源的正常造血干细胞在患者接受超剂量放、化疗后，通过静脉输注移植入受体内，以替代原有的病理性造血干细胞，从而使得患者的造血与免疫功能得以重建，达到治疗目的。HSCT 已成为治愈一些恶性血液病、实体瘤、再生障碍性贫血及某些遗传性疾病的重要方法，同时也为基因治疗发展奠定了基础。

根据移植的造血干细胞来源不同，HSCT 可分为如下几种类型：

1.异基因骨髓移植（allo-BMT）

干细胞来源于 HLA 相同的同胞，HLA 表型相同的供者。其特点有复发率较低，具有 GVL 效应，但供者极少，GVHD 等并发症较重。

2.异基因外周血干细胞移植（allo-PBSCT）

HLA 相合同胞。造血功能恢复较快，GVHD 发生率高。

3.自体骨髓移植（ABMT）

取自自体骨髓，不受供者限制，一般无 GVHD，但移植物中可能残留肿瘤细胞，复发率较高。

4.自体外周血干细胞移植（APBSCT）

干细胞含量较少，需多次动员和采集，但移植后造血恢复较快，肿瘤残留物较少。

5.同基因骨髓移植（syn-BMT）

干细胞来源于同卵同胞骨髓，无 GVHD，并发症较轻。供者甚少，用于白血病易复发。

6.脐血造血干细胞移植（UBCT）

干细胞来源广泛，造血重建能力强，而 GVHD 少且轻。

二、临床适应证

造血干细胞移植广泛用于恶性疾病、骨髓功能衰竭性疾病和部分遗传性疾病。随着分子生物学的发展，造血干细胞作为基因治疗的靶细胞，已成为基因治疗的主要方法。

（一）恶性疾病

急性非淋巴细胞白血病、急性淋巴细胞白血病、慢性髓性白血病、毛细胞白血病、骨髓增生异常综合征、多发性骨髓瘤、非霍奇金淋巴瘤、霍奇金病、神经母细胞瘤等。

（二）非恶性疾病

再生障碍性贫血、阵发性血红蛋白尿、骨髓纤维化。

（三）遗传性疾病

遗传性免疫缺陷病、遗传性造血异常、遗传性红细胞异常症、异常血红蛋白症、黏多糖病等。

对于骨髓造血功能衰竭和部分遗传性疾病，由于其造血干细胞本身有缺陷，只能采用异基因骨髓移植方法纠正。PBSC 移植已广泛用于临床，自体 APBSCT 病例数已超过自体骨髓移植（ABMT），它具有造血恢复快、术后并发症少等优点，治疗白血病 3 年无病生存率（DFS）及复发率（RI）与 ABMT 相当，适合于实体瘤的治疗。异体 PBSCT 近年也发展较快，以往人们担心异体 PBSCT 所输入的 PBSC 中含有大量淋巴细胞会引起严重 GVHD，但实践证明，急性 GVHD 发生率不比异体 BMT 高，但慢性 GVHD 发生率则高于异体 BMT。

三、预处理方案

预处理的目的是尽可能地清除残留在体内的肿瘤细胞和骨髓中异常细胞群，以减少恶性疾病的复发。抑制或摧毁体内的免疫细胞，以减轻宿主抗移植物反应，使骨髓容易植活。

在制订组织预处理方案时，应根据移植的目的不同，选择有所侧重。如用于重型再生障碍性贫血时以免疫抑制剂为主，而恶性疾病应选择抗肿瘤方案。常用的预处理方法如下所述：

（一）抗肿瘤细胞为主

抗肿瘤化学药物：环磷酰胺（CY）、白消安（Bu）、氮芥（Melp）、卡氮芥（BCNU）、环己基亚硝脲（CCNU）、阿糖胞苷、鬼臼噻吩甙（VP-16）等。全身大剂量放疗照射（TBI）。

（二）以免疫抑制为主

抗淋巴细胞球蛋白（ATG）及全身淋巴系统照射（TLI）。

（三）抗肿瘤细胞及免疫抑制功能双重作用

包括 TBI 和 CY、CCNU、马法兰等。

常用的治疗白血病的预处理方案有 CY+TBI 和 CY+Bu。

四、并发症及治疗

（一）感染并发症的防治

1.保护性隔离

移植前一周，将患者转至单间隔离病室或空气层流病室，能明显减少移植后感染，特别是败血症的发生率。

2.抗生素的运用

HSCT 患者一旦发生感染，病情多较凶险，尤其是革兰阴性杆菌。注意查找感染病灶，取送各种培养。

对细菌感染，可选择氨基甙类药物如丁胺卡那霉素、妥布霉素、庆大霉素、乙基西梭霉素。氨基甙类与第三代头孢菌素或其他β-内酰氨酶类抗生素联合应用可起协同作用。其中主要包括头孢氨噻肟、先锋铋、复达欣、菌必治等，这类抗生素对革兰阴性杆菌有较强的抗菌作用。喹诺酮类抗生素如氟哌酸、氟嗪酸及环丙沙星等也可选择使用。

真菌感染可选择两性霉素 B、克霉唑、米康唑、酮康唑及氟康唑等。氟康唑是新型抗真菌唑类，可口服或静脉点滴，半衰期为 24～30h，口服一日一次即可。对霉菌、白色链珠菌、新型隐球菌感染均有效，并能通过血脑屏障。

阿昔洛韦和干扰素用于防治病毒感染取得了较好的效果，可缩短单纯疱疹病毒感染的病程，促进疱疹的愈合，对其他病毒感染也有预防和治疗作用。

3.细胞因子

粒-巨细胞集落刺激因子、粒细胞集落刺激因子和白细胞介素 2 等在预防移植后感染方面应用广泛。可缩短粒细胞恢复时间，减少因粒细胞减少而发生的严重感染。静脉输注大剂量的丙种球蛋白对巨细胞病毒（CMV）感染有一定的作用。

（二）移植物抗宿主病的防治

1.急性 GVHD

急性 GVHD 的发生与主要组织相容性抗原不合密切相关，其差异越大，发生率越高，程度越重。如 HLA 1～3 个位点不合者，II～III度 GVHD 的发生率约为 50%，HLA1～6 个位点不合者，发生率为 70%以上，HLA2～3 个位点不合者，则在 80%以上。

急性 GVHD 的临床表现主要为皮疹、肝脏受损以及胃肠道反应。一般发生在移植后 2～5 周造血功能开始恢复时。如果发生在移植后 10d 内，称为超急性 GVHD，病情较凶险。一般认为 GVHD 发生越早，预后越差。防治措施如下所述：

（1）氨甲蝶呤（MTX）：+1d（15mg/m^2）、+3、+6、+11d（10mg/m^2），以后每周一次，10mg/m^2，直至+102d。

（2）环孢菌素 A（CSA）：选择性抑制细胞毒性 T 淋巴细胞的活化而起作用。用法为：1d 3～5mg/（kg·d），或 7mg/（kg·d）静滴，直至患者能口服，改为 12.5mg/（kg·d），每日 2 次，+50d 按每周 5%量递减。一般用药时间半年。主要不良反应为肾脏、心血管和中枢神经系统毒副作用。

（3）肾上腺皮质激素：主要为甲基泼尼松龙，1000mg/（m²·d），分 2 次静滴，连用 3d，以后每 3d 减半量，直至有效维持量。

（4）T 淋巴细胞清除（TCD）异基因 HSCT 时，体外清除移植物中 T 细胞是预防急性 GVHD 的最有效方法，但易导致移植失败及白血病复发。

（5）免疫抑制剂联合应用：联合应用 CSA/MTX 或 MTX/泼尼松或抗淋巴细胞球蛋白（ALG）效果较单独使用佳。

2.慢性 GVHD

一般发生在移植后 3～4 个月，可独立出现，也可由急性 GVHD 发展而来。临床上可分为局限性和全身性，前者只累及皮肤和肝脏，后者则为多器官受损；主要临床表现有皮肤色素沉积、丘疹性红斑或苔藓样变。后期出现皮下和表皮组织纤维化，皮肤变薄呈硬皮样变。也可出现脱发、肝功能异常、口腔溃疡、干燥综合征。也可发生造血系统异常，嗜酸性粒细胞增多，血小板减少，溶血性贫血或全血细胞减少等。由于慢性 GVHD 多由急性转化而来，因此主要是预防急性 GVHD。可使用免疫抑制剂如泼尼松和 CSA。

（三）肝静脉闭塞病（HVOD）的防治

HVOD 是大剂量放化疗后常见症状，在恶性疾病 BMT 后，约半数患者有不同程度的 HVOD。临床主要特征表现为肝脏肿大或肝区疼痛、黄疸和腹水。目前尚没有特异性治疗方法，主要是保守治疗，如支持疗法，输入血浆扩容，改善肾血量灌注。保持水、电解质平衡等。有报道使用前列腺素（PG）E1 预防 HVOD，移植前 8d 静滴 PGE，500μg/kg，连续 6 周，可明显减低 HVOD 的发生率。

（四）间质性肺炎的防治

尚无有效的预防措施。采用低照射剂量的照射率，或肺部屏障的 TBI、TLI 等照射，可明显地降低间质性肺炎的发生率。

五、移植物植活的判断

检测植入的造血干细胞是否被植活，应测定患者移植前后供体血细胞及免疫学的一系列特异性标志。这些标记在移植前应为供者型，而移植后则为患者型。

（一）红细胞抗原

ABO、Rh、MNS、Lewis、Kell、Duffy 及 P 系统。

（二）红细胞和白细胞同功酶

酸性磷酸酶（ACP）、磷酸葡萄糖变位酶（PGM）、酯酶 D（ESD）、腺苷脱氨酶（ADA）、磷酸葡萄糖脱氢酶（PGD）。

（三）HLA 抗原

I、II、III 类抗原。

（四）细胞遗传学标志

Y 染色体、标记染色体、异常染色体。

（五）免疫球蛋白

Gm、Am、Km 等因子。

其中遗传学证据更为重要。此外，临床也可观察到间接证据：

（1）移植后成活大于三周。

（2）造血系统恢复正常。

（3）临床发生急性/慢性 GVHD 等。

第六章　营养及营养障碍性疾病

营养是保证小儿正常生长发育的重要物质基础。小儿生长发育迅速、代谢旺盛，需要的能量及营养物质相对较多，但其消化功能尚未发育成熟，因此合理的营养既要满足其对营养物质的需要，又要有利于其消化吸收。

第一节　能量与营养素的需要

一、能量的需要

能量是维持机体新陈代谢所必需的，主要由食物中的碳水化合物、脂肪和蛋白质供给，每克所产生的热能分别为17kJ（4.1kcal）、38kJ（9.1kcal）、17kJ（4.1kcal）。如长期摄入过多会产生消化不良、肥胖等；反之会导致小儿消瘦、营养不良、反应淡漠、免疫力低下、生长缓慢等。小儿对能量的需要包括如下5个方面：

（一）基础代谢

小儿代谢的能量需要量较成人高，且随着年龄的增长逐渐减少。基础代谢所需能量在婴儿时期占总能量的50%，约230.1kJ（55kcal）/（kg·d）；7岁时184.1kJ（44kcal）/（kg·d）；12岁时125.5kJ（30kcal）/（kg·d）；成人104.6kJ（25kcal）～125.5kJ（30kcal）/（kg·d）。

（二）生长发育

生长发育所需能量的消耗为小儿特有，其需要量与生长发育速度呈正比。婴儿生长发育最快，该部分所需能量约占总能量的25%～30%，以后随年龄增加逐渐减少。小儿进入青春期，用于生长发育的能量会明显增高。

（三）食物的特殊动力作用

食物的特殊动力作用是指摄入、消化、吸收和利用食物时所需要的能量。其能量的消耗因食物的种类不同而异，如摄入的蛋白质、脂肪和碳水化合物，特殊动力作用分别使代谢增加30%、4%和6%。婴儿因摄取的蛋白质较多，故此项能量消耗占总能量的7%～8%，采用混合膳食的儿童约占5%。

（四）活动

用于肌肉活动的能量与活动的强度、类型、时间、身体大小有关，个体差异较大，并随着年龄而增加。

（五）排泄

排泄指每日摄入的供能食物中不能被吸收而排出体外的部分，通过排泄消耗的能量不超过总能量的10%。

以上5方面能量的总和构成机体所需的总能量。年龄越小，总能量需要相对越大，且存在个体差异。婴儿每日需能量418.4kJ（100kcal）/kg～460.2kJ（110kcal）/kg，以后每增长3岁，递减42kJ（10kcal）/（kg·d），15岁时约为250kJ（60kcal）/（kg·d），接近成人。

二、营养素的需要

（一）蛋白质

蛋白质是构成人体细胞和组织的重要成分，也是保证生理功能的物质基础。小儿对于蛋白质的需要量相对较高，因为既需要蛋白质补充能量还要用于构成和生长新的组织。母乳喂养者每日需要 2g/kg；牛乳喂养者每日需要 3.5g/kg；植物蛋白质利用率较低，则每日需要 4g/kg。1 岁以后，需要量相对减少，成人则需要每日 1.1g/kg。儿童食物中应有 50% 以上的优质蛋白质。小儿由蛋白质所供的能量占每日总能量的 8%～15%。含蛋白质丰富的食物是乳类、蛋、肉、鱼和豆类等。

（二）脂肪

脂肪是供给能量的重要营养素，并有助于人体对脂溶性维生素的吸收、防止散热及机械保护功能。婴幼儿每日需脂肪 4～6g/kg，儿童为 3g/kg。婴儿期脂肪所供的能量约占每日总能量的 45%（35%～50%），年长儿为 25%～30%。必需氨基酸应占脂肪所提供能量的 1%～3%。含脂肪丰富的食物是乳类、肉、鱼及各种植物油等。

（三）碳水化合物

碳水化合物为供能的主要来源，婴儿每日需 10～12g/kg，儿童为 8～10g/kg，碳水化合物所供的能量占每日总能量的 50%～60%。碳水化合物主要由谷类、根茎类食物以及食糖供给，蔬菜和水果中含量较少。

（四）维生素

维生素是人体正常生理活动所必需的营养素，大多不能在体内合成，必须由食物供给。可分为脂溶性（维生素 A、D、E 和 K）与水溶性（维生素 B 和 C 等）2 类。脂溶性维生素可储存于体内，故不需要每日供给，但因排泄过慢，过量易中毒，缺乏时症状出现较迟。水溶性维生素多余部分可从肾脏迅速排除，因而必须每日供给，缺乏时发病较快，过量一般不引起中毒。

（五）矿物质

矿物质含量超过体重万分之一为宏量元素（如钾、钠、氯、钙、磷等），含量少的为微量元素（如铁、铜、锌、碘等）。其中钠和氯在维持机体酸碱平衡与渗透压方面起着重要作用；钾具有维持心律、细胞内渗透压、神经传导及肌肉收缩等作用；钙与磷是构成骨骼和牙齿的主要成分，钙还能降低神经肌肉的兴奋性，磷还是多种酶的主要成分；铁为构成血红蛋白的主要成分；锌参与人体 100 余种酶的合成，对小儿的生长发育起着重要作用；碘为甲状腺素的主要成分。婴幼儿最易缺乏的是钙、铁、锌等。应注意补充，以保证小儿的正常生长发育。

（六）水

水参与体内所有的新陈代谢及体温调节活动，是人类赖以生存的重要营养素。小儿代谢旺盛，需水量相对较多，且年龄愈小，需水量相对愈多。婴儿每日需水量约为 150mL/kg，以后每增长 3 岁，递减 25mL/（kg·d），成人需水量每日约为 50mL（kg·d）。水供给不足可引起脱水及电解质紊乱等。

（七）膳食纤维

主要来自植物的细胞壁，为不被小肠酶消化的非淀粉多糖，包括纤维素、半纤维素、木质素、果胶、树胶、海藻多糖等。膳食纤维有吸收大肠水分，软化大便，增加粪便体积，促进肠蠕动等功能。膳食纤维在大肠被细菌分解，产生短链脂肪酸，降解胆固醇，改善肝代谢，防止肠萎缩。

第二节　营养缺乏性疾病

一、小儿营养不良一般护理常规

（1）按儿内科一般护理常规。

（2）加强基础护理，预防感染，包括皮肤护理、口腔护理等，保证充足的睡眠和休息。

（3）住院患儿严防交叉感染。

（4）了解出生、喂养、生长史及相关疾病史，如急慢性感染、慢性代谢疾病、长期消化功能紊乱等。

（5）观察皮下脂肪减少部位、程度，水肿、精神状态等。

（6）饮食管理：①根据患儿年龄供给营养丰富且易消化的饮食。任何饮食宜从小量开始，根据食欲及其消化能力逐渐增加，达到理想的饮食要求。②要满足热量的需求，针对所缺各种营养物质，如蛋白质、各种维生素、矿物质等，全面供给。有重点地补充，做到体内各种营养物质的平衡。③喂奶、喂饭时要耐心和细心，多数患儿体质较差，食欲低下，甚至厌食，因此，不可过分强迫进食，以免影响患儿体力。

（7）药物治疗注意事项：①保证全部药物及时摄入体内。②维生素A、维生素D可引起药物过量中毒，应熟悉其常用药物剂量，以及其毒副作用的临床表现。③铁剂应在两次奶间喂服，以免影响其吸收，服用铁剂后大便常呈黑色，有时引起腹泻。

（8）恢复期患儿：应充分利用空气和日光，经常按摩四肢或进行体格锻炼，增强体质，改善患儿情绪和食欲。重度营养不良和重度佝偻病患儿往往智力低下、迟钝，恢复期应给予合理营养，有助于其智力发育。

二、维生素A缺乏症护理常规

维生素A缺乏症是因体内缺乏维生素A而引起的，以眼、皮肤改变为主的全身性疾病，婴幼儿中多见，临床上最早出现暗适应差，眼结合膜及角膜干燥，以后发展为角膜软化。

（一）病情评估

1.摄入不足

是否长期以米糕、面糊、炼乳等谷类及糖类食物喂养而未加辅食。

2.吸收不良

有无慢性腹泻、肠结核、脂肪泻、肝炎和胆道闭锁。

3.需要量增加

是否早产儿、肺炎和传染病（麻疹、结核）、长期发热等。早期有无夜盲症、眼结膜干燥及毕脱氏斑、畏光、经常眨眼或用手揉搓。皮肤有无干燥、角化增生、脱屑，抚摸时有无鸡皮疙瘩或粗沙样感觉，以四肢外侧明显，多见于年长儿，毛发有无干脆易脱落。

（二）护理常规

（1）按小儿营养不良一般护理常规。

（2）改善饮食，加用半乳、卵黄、肝类以及富含胡萝卜素的食物。

（3）积极治疗原发病，使体内代谢恢复正常，以及吸收和利用胡萝卜素。

应用维生素 A 治疗期间，应密切观察用药后的反应。一般夜盲症改善最快，数小时可见效，干眼病及角膜病变也迅速好转，皮肤角化则较慢，约需 1～2 月方能见效。数天内出现颅内压增高的症状如头痛、呕吐、烦躁或嗜睡、前囟膨隆、头围增大、颅缝裂开，或数月后出现食欲减退、低热、多汗、脱发，以及典型的骨痛症状，呈转移性疼痛，均提示有维生素 A 中毒，应立即停药。

（4）眼部护理：①尽量减少患儿哭闹。②护理眼部要小心，滴药时将拇指置于眼眶上缘，轻轻提起眼睑，切不可压迫眼球，以防造成角膜穿孔。③用 0.25%氯霉素眼药水或 0.5%红霉素或金霉素软膏，防止感染。此外应滴 10%阿托品扩瞳，防止虹膜脱出及粘连。④观察结膜干燥与角膜变化，注意角膜有无毕脱氏斑。

三、维生素 C 缺乏症护理常规

维生素 C 缺乏症，又称坏血病，由于体内缺乏维生素 C 而引起的全身性疾病，以成骨障碍及出血倾向为主要表现。

（一）病情评估

1.询问喂养史

有无摄入不足，如长期人工喂养、煮沸消毒乳汁、单纯谷类食物、未按时添加水果、蔬菜等。

2.需要量增加

发育快、感染和多种疾病时。

3.有无吸收障碍

如长期消化功能紊乱。

4.有无厌食、生长迟缓、皮肤瘀斑、齿龈肿胀、出血倾向（如鼻衄、血尿、血便）

（二）护理常规

（1）按小儿营养不良一般护理常规。

（2）调整饮食习惯，母乳喂养，乳母应多食富含维生素 C 的新鲜水果、蔬菜，及时添加富含维生素 C 的辅食或维生素 C 制剂。

（3）骨骼病变明显的患儿，应安静少动，以防止骨折及骨骺脱位，有牙龈出血者应注意加强口腔护理。

（4）轻症患儿给予维生素 C 口服，每日 3 次，每次 100～150mg，对于重症患儿及有呕吐、腹泻或内脏出血症状者，应改为静脉注射。

（5）观察用药后的反应：一般轻症在 1～2d 内局部疼痛和触痛减轻，食欲好转，约 4～5d 后下肢即可活动，7～10d 症状消失，体重渐增，约 3 周内局部压痛全消。

四、维生素 D 缺乏性佝偻病护理常规

维生素 D 缺乏性佝偻病常见于婴幼儿，由于体内维生素 D 不足而使钙、磷代谢失常。钙盐不能正常沉积于骨骼的生长部分，以致出现生长着的骨骼发生病变为特征的一种慢性营养性疾病。

（一）病情评估

（1）有无一系列精神神经症状，如出汗、易激惹、夜惊、夜啼、枕秃。

（2）有无抽搐发作，持续时间，有无意识障碍及发热等诱因。

（3）骨骼病变体征：头部有无囟门加大，颅缝加宽，颅骨软化，7～8个月出现方颅；胸部有无肋骨串珠、鸡胸、漏斗胸改变，四肢可出现"O""X"型腿改变。

（二）护理常规

（1）按小儿营养不良一般护理常规。

（2）加强乳幼儿合理管理和喂养，坚持母乳喂养至8个月，按时加辅食。

（3）加强小儿户外活动，进行日光浴。

（4）预防和早期治疗乳幼儿常见病。

（5）定期监测血生化值，特别是血中钙、磷。

（6）维生素D治疗期间，注意观察有无维生素D中毒症状。

（7）活动性佝偻患儿在治疗期间应限制其立、坐、走等，以免加重脊柱弯曲，"O"或"X"畸形。

（8）对于3岁后的佝偻病骨畸形者，应予矫形疗法；对鸡胸宜采取俯卧位及俯卧撑或引体向上的活动，加强胸部扩张；治疗轻度"O"或"X"型腿时可按摩相应肌群，增强肌张力。

五、维生素D缺乏性手足搐搦症护理常规

维生素D缺乏性手足搐搦症又名佝偻病性低钙惊厥。本病是因维生素D缺乏而甲状旁腺又不能代偿，因此血清钙降低，引起中枢及周围神经兴奋性增高。

（一）病情评估

（1）多见于3～4月婴儿，是否为突然无热惊厥两眼球上翻，面肌小抽动，意识存在；或四肢抽动，口吐白沫，意识丧失。惊厥持续数秒钟或数分钟，喉痉挛出现呼吸困难甚至窒息。

（2）多发生于6月以上婴幼儿，是否表现为两手腕部屈曲、手指伸直、大拇指紧贴近掌心，足痉挛时两下肢伸直内收，足趾向下弯曲呈弓状。

（二）护理常规

（1）急救处理：首先应用镇静剂控制惊厥或缓解喉痉挛，常用苯巴比妥肌注、安定肌注或静推。喉痉挛时应立即将舌头拉出口外，进行人工呼吸或加压给氧，必要时进行气管插管术。

（2）应用钙剂治疗时应缓慢静推，要求另一人观察心跳，预防心搏骤停。①静脉输入钙剂必须选用较大血管，避免使用头皮静脉，并加强巡视，避免液体外渗引起皮下组织坏死。②用10%氯化钙口服时，应与糖水同服，以减轻对胃黏膜的刺激。

（3）对有过惊厥或喉痉挛发作的患儿应收入ICU，加强巡视，注意发现早期症状以便防治和抢救。

六、维生素K缺乏症护理常规

维生素K缺乏症是由于维生素K缺乏导致凝血机制障碍的疾病。临床症状以出血为主，新生儿及婴儿发病较多。

（一）病情评估

（1）母亲是否服用药物，如双香豆素、苯妥英钠等。

（2）了解出血部位和程度：有无胃肠道出血，是呕血还是便血，有无皮肤出血、脐部

出血及贫血程度、循环状态、意识和中枢神经系统症状及体征。

（3）维生素 K_1 治疗是否有效止血。

（二）护理常规

（1）按小儿营养不良一般护理常规护理。

（2）严密观察出血情况，包括出血的部位、程度、出血的时间。

（3）严密观察颅内出血所致的颅内压增高的一系列症状，如激惹、前囟饱满、尖叫等。

（4）加强基础护理，特别是皮肤护理，注意出血部位程度有无加重，出现异常及时报告医生予以处理。

（5）对于迟发性出血的患儿，应积极治疗原发病症。

第三节　锌缺乏症

一、疾病概要

锌为人体重要的必需微量元素之一，在体内参与 100 多种酶的合成。锌缺乏症是指各种原因造成的体内锌缺乏所致的疾病。病因主要为摄入不足及吸收障碍、需要量增加及丢失过多。缺锌可影响核酸与蛋白质的合成和其他生理功能，使消化功能减退，生长发育落后，免疫功能降低，智力发育落后等。

治疗原则应针对病因，积极治疗原发病；可给予含锌量较多的食物；口服锌制剂如葡萄糖酸锌，每日剂量为锌元素 0.5～1mg/kg（相当于葡萄糖酸锌 3.5～7mg/kg），连服 2～3 个月。

二、护理评估

（一）健康史

1.喂养史、生长发育史

判断有无锌摄入不足，动物性食物含锌丰富且易于吸收，植物性食物含锌少且生物利用率低。牛乳的含锌量虽与母乳相似，但牛乳锌吸收率（39%）远低于母乳（65%），故长期单纯牛乳或谷类食物喂养的婴儿易发生锌缺乏。年长儿多因偏食、挑食形成锌摄入不足。生长发育迅速的婴儿，需锌相对多，易发生缺锌。

2.疾病

恶性肿瘤、营养不良恢复期对锌需要量增多；脂肪泻、肠道吸收不良综合征等使锌吸收障碍；烧伤、组织损伤、慢性失血、长期多汗、糖尿病、肾病及长期服用青霉胺等使锌过多丢失，均可致锌缺乏。

（二）身体状况

锌缺乏可致机体多种生理功能紊乱。消化功能减退：食欲不振、厌食、异食癖等；生长发育落后：体格矮小、性发育延迟；免疫功能降低：继发各种感染；智能发育延迟；反复口腔溃疡；创伤愈合迟缓；视敏度降低等。

（三）心理、社会资料

评估家长是否认识到本病对小儿健康的危害、对防治锌缺乏知识的了解程度以及由此导致的焦虑状态。对有异食癖的患儿，家长和社会常有过多责备，会使患儿产生心理问题。

（四）实验室检查

锌缺乏者空腹血清锌＜11.47μmol/L＜75μg/dl。餐后血清锌浓度反应试验＞15%。

三、护理诊断及合作性问题

（一）营养失调：低于机体需要量

与锌摄入不足、需要量增加、吸收障碍、丢失增多有关。

（二）潜在的并发症感染

（三）知识缺乏

与家长缺乏营养知识及儿童喂养知识有关。

四、护理目标

（1）患儿能够获得足量的锌，缺锌症状改善。

（2）家长能合理喂养患儿，正确选择含锌丰富的食物。

五、护理措施

（一）改善营养、促进生长发育

（1）供给含锌量较多的食物如肝、鱼、瘦肉、禽蛋、牡蛎等，尽量让新生儿获得初乳，合理添加辅食，培养小儿不偏食、不挑食均衡饮食的习惯。

（2）补充锌制剂，常用葡萄糖酸锌，每日剂量为锌元素 0.5～1.0mg/kg，相当于葡萄糖酸锌 3.5～7.0mg/kg，连用 2～3 个月。

（二）避免感染

保持室内清洁卫生，空气清新，注意口腔护理，防止交叉感染。

（三）健康教育

（1）向家长介绍导致患儿缺锌的原因和预防措施，以配合治疗和护理。同时使家长了解锌的每日供给量：0～6 个月 3mg；7～12 个月 5mg；1～10 岁 10mg；＞10 岁 15mg。剂量过大会引起消化道症状，甚至水、电解质紊乱，贫血、生长延迟等中毒表现。

（2）提倡母乳喂养。平时应均衡膳食，避免挑食、偏食、吃零食的习惯。对可能发生缺锌的情况如早产儿、人工喂养儿、营养不良儿、长期腹泻、大面积烧伤等，应适当补锌。

第七章　新生儿与新生儿疾病

第一节　新生儿概述

新生儿是指从脐带结扎到出生后28d内的婴儿。研究新生儿生理、病理、保健及疾病防治等方面的学科称为新生儿学。新生儿学既属于儿科学范畴，又是围生医学的一部分。围生医学是专门研究孕母、胎儿和新生儿在围生期的各种健康问题，涉及产科和新生儿科的一门边缘学科，它与提高人口素质和降低围生期小儿死亡率密切相关。围生期是指出生前后的一个特定时间，国内外定义不同，我国将围生期定为自妊娠28周到出生后7d。新生儿的分类有以下几种：

一、按胎龄分类

胎龄满37周到不满42周出生者称足月新生儿；胎龄大于28周到未满37周者，称早产儿；满42周或以上出生者，称过期产儿。

二、按出生体重分类

出生体重指出生1h内的体重。正常出生体重儿（NBW）为2500~4000g。不管胎龄如何，凡出生体重不到2500g者，称低出生体重儿（LBW），它包括大多数早产儿和小于胎龄儿；出生体重低于1500g者，称为极低出生体重儿；出生体重低于1000g者称为超低出生体重儿；出生体重超过4000g者称巨大儿。

三、根据出生体重与胎龄的关系分类

出生体重在同胎龄儿平均体重的第10百分位以下者称小于胎龄儿（SGA）；在第10百分位和第90百分位之间者称适于胎龄儿（AGA）；大于第90百分位者，称大于胎龄儿（LGA）。

四、根据生后周龄分类

生后1周以内为早期新生儿；生后2~4周为晚期新生儿。

五、高危儿

指出生后已经发生或可能发生危重疾病而需要特殊监护的新生儿。以下情况可列为高危儿：①高危妊娠孕母的小儿；②孕母过去有死胎、畸形或死产史的小儿；③孕母在妊娠期有疾病史（包括感染性疾病、妊娠高血压综合征、糖尿病、心脏病、慢性肾炎等）的新生儿；④有难产、手术产等异常分娩的新生儿；⑤有出生窒息或患多种疾病的新生儿；⑥早产儿、低出生体重儿、巨大儿、小于或大于胎龄儿等。

第二节　正常新生儿的特点及护理

正常新生儿指胎龄满37~42周，出生体重≥2500g（通常3000g左右），身长47cm以上（约50cm），无畸形或疾病的活产儿。

一、新生儿特点

（一）外观特点

新生儿皮肤红润，毳毛少，耳壳软骨发育良好，乳晕清楚，乳头突起，可扪及结节。头与躯干之比为 1：4，四肢微屈，肌肉有一定张力，整个足底有较深的足纹。

（二）呼吸

胎儿在宫内具有微弱的呼吸运动。出生后由于本体感受器及皮肤温度感受器受到刺激，反射性地兴奋了呼吸中枢。随着分娩后的第一次呼吸，紧接着啼哭，肺泡张开。以后正常呼吸的维持需足够的肺泡表面活性物质存在及呼吸中枢的调节。新生儿胸腔小，呼吸肌薄弱，主要靠膈肌呼吸，且呼吸运动较表浅，呼吸频率较快，约每分钟 40～45 次，尤其初生头 2 周内，呼吸频率波动较大，可短暂增快或节律不规则。

（三）循环

自脐带结扎始，新生儿循环取代了胎儿循环，血流动力学发生了重要变化。肺的膨胀使肺循环阻力降低，入肺血液增多，右心压力降低，左心压力随之增高，使卵圆孔功能性关闭，流经动脉导管的血流减少，形成功能性关闭。

新生儿心率波动较大，安静睡眠时可 90 次/分，但活动、哭闹时可达 180 次/分。血压约 10.00～5.32kPa（75～40mmHg）。

（四）消化

新生儿有较完善的吸吮、吞咽功能，生后不久胃肠道内即可充气。消化道面积相对较大，肌层薄，便于营养物质消化吸收。但因胃呈横位，贲门括约肌不发达，幽门括约肌发达，故易溢乳。新生儿唾液分泌少，但消化道能分泌消化酶，对蛋白质及人乳中的脂肪有较好的消化能力。胰淀粉酶分泌较晚，至生后 4 个月才达成人水平。

胎粪呈墨绿色，是由胎儿期肠黏膜分泌物、胆汁及咽下羊水所组成。生后 12h 内即可排出，99%的新生儿 48h 后转为过渡便。若生后 24h 尚未排便，应排除外消化道畸形，如肛门闭锁等。

（五）血液

由于胎儿在宫内处于相对缺氧的环境，故在胎儿期及新生儿出生时血液中红细胞、血红蛋白处于较高水平。生后由于内外环境变化，各类血细胞也发生动态变化。新生儿血红蛋白与成人比较有本质不同，出生时胎儿血红蛋白占 70%～80%，生后 5 周降为 55%，以后渐为成人血红蛋白所代替。

（六）泌尿

新生儿出生时肾单位已与成人等同，但组织发育尚不成熟，滤过面积不足，肾小球滤过率按体表面积计算仅为成人的 1/4～1/2。肾浓缩功能相对不足，最大浓缩能力为 500～700mmol/L，排出同等量的溶质所需水分为成人的 2～3 倍。稀释功能尚可，尿中溶质最低浓度可达 50mmol/L。新生儿大多在生后第一天排尿，如生后 48h 仍无尿，需查找原因。

（七）神经

新生儿脑相对较大，重量 400g 左右，占体重的 10%～12.5%（成人仅 2%）。但脑沟、脑回、髓鞘形成尚不完全，故常常有泛化现象。脊髓相对较长，下端达第 3～4 腰椎下缘。

新生儿具有特殊的原始反射，如觅食反射、吸吮反射、握持反射、拥抱反射等，这些原始反射生后数月自然消失。当中枢神经系统有严重病变时，可表现为新生儿期原始反射减弱或消失。而巴氏征（Babinski sign）、克氏征（Kernig sign）等在新生儿期呈阳性属正常现象。腹壁、提睾反射在生后头几个月内不稳定。

20世纪60年代以来，在心理学研究发展的基础上，人们发现新生儿出生后即有其视、听、嗅、触、运动等一系列丰富的神经行为能力，并由此制订了各种检查方法，以了解新生儿神经行为发育情况及中枢神经系统疾病的严重程度，同时也可作为判断预后的参考指标。我国现已推广了新生儿行为神经评分法（NBNA），包括行为、被动肌张力、主动肌张力、原始反射、一般情况5个方面，共20项检查。

（八）皮肤、黏膜、脐带

新生儿皮肤薄嫩，易损伤而致全身感染。出生后其上覆盖一层灰白色胎脂，对皮肤有保护作用。生后3～5d，手足、耻骨区、眼睑等处易出现水肿，系由于新生儿水代谢不稳定所致。生后1～2d内还可在面、躯干、四肢等部位出现大小不等、边缘不清的多形红斑，无不适，自然消退。

新生儿上腭中线和齿龈切缘上，常有黄白色小斑点，俗称"马牙"，系上皮细胞堆积或黏液腺分泌物积留所致，数周后自行消失。两颊有脂肪垫，利于吃奶，俗称"螳螂嘴"，这些都不能随便挑割，以防感染。

生后脐带经结扎，1～7d脱落，之后局部可有少量渗液。脐带残端脱落后，局部均应保持清洁、干燥，并注意有无渗血。

（九）体温调节

新生儿体温中枢发育尚未完善，皮下脂肪薄，体表面积相对较大，易散热。因环境温度低于宫内温度，新生儿生后体温明显降低，且易波动，12～24h内回升达36～37℃。"中性温度"指最适宜的环境温度，能保持正常的体温，耗氧量及新陈代谢率最低。新生儿的"中性温度"依其日龄而不同，第1d 33～35℃，第2d降至22～26℃。

新生儿产热依靠棕色脂肪，分布在中心动脉附近、肩胛区、眼眶、肾周等处，寒冷时易发生低体温。

环境温度过高或炎症发热时，新生儿可经皮肤蒸发丢失大量水分，造成血液浓缩，发生"脱水热"。

（十）能量、体液代谢

由于胎儿期体内糖原储备不多，新生儿体表面积相对大，散热多，生理活动活跃，代谢率高等特点，使新生儿对能量需求较高。第一天约需50～70kcal/kg（209.2～313.8kJ/kg），以后增至100～120kcal/kg（418.4～502.1kJ/kg），其中基础代谢热能需要量为每日50kcal/kg（209.2kJ/kg），若能量供给不足，容易出现低血糖。

新生儿体液总量相对较儿童、成人多，占体重的70%～75%，且细胞外液所占比重较高，随日龄增加，细胞外液量减少，体重降低8%左右，不超过10%，7～10d又恢复至出生体重。此阶段体重降低称为"生理性体重降低"。新生儿正常情况下第一、第二天液体需要量为每日50～80mL/kg，第三天以后80～120mL/kg。

电解质需要量 Na^+ 每日 1～2mmol/L，K^+ 每日 0.5～1.0mmol/kg。

（十一）免疫

新生儿特异性和非特异性免疫功能都不成熟。由于免疫球蛋白IgG可由母体经胎盘传入胎儿，因此新生儿对某些疾病有一定免疫力，半年后，被动免疫抗体渐消失。IgA、IgM

不能经胎盘传给胎儿，因此新生儿易患肺部和肠道细菌感染。新生儿皮肤、黏膜娇嫩，易于感染，单核巨噬细胞系统和白细胞吞噬作用较弱，巨噬细胞对抗原的识别功能不足，血清补体 C1、C3、C4 比成人低，易患感染性疾病。

（十二）常见的特殊生理状态

1.生理性黄疸

2.乳腺肿大

由于母体内分泌的影响，孕酮和催乳素经胎盘至胎儿，可引起男女新生儿于生后 4～7d 时乳房肿大，如蚕豆至核桃大小，甚至可见乳晕及泌乳，2～3 周自然消退，不必处理，若强力挤压可造成感染。

3.假月经

少数女婴生后 5～7d 从阴道流出少量血液，持续 1～3d 自止。系因妊娠后期母体雌激素进入胎儿体内，生后突然终止所致。不必处理，可自然消失。

二、新生儿护理

针对新生儿的生理特点，应予以适当护理，这是防治新生儿疾病的重要措施。

（一）病室及工作人员

新生儿病室应阳光充足、空气清新，每一新生儿所需面积约 2.5m²，定时通风并行紫外线或熏蒸消毒，应以湿法进行日常清洁，定期进行室内空气、物品细菌培养监测。室温以 18～22℃为宜，相对湿度 40%～45%。温度过低可发生低体温、低血糖，甚至低氧血症、酸中毒。湿度过低可使不显性失水增多，呼吸道黏膜干燥。工作人员及家属接触新生儿时应更衣、洗手、消毒，避免过多人访视，拒绝患病者与新生儿接触。新生儿衣着宜宽松、柔软，不应捆裹，以免影响肢体自然姿势及活动。

（二）皮肤、脐部、黏膜护理

生后即用柔软清洁的干布擦干全身羊水，以免过多热量丢失。用少许消毒过的植物油除去皱褶部位的污物，脐带残端无菌包扎，每日用 75%酒精消毒脐部。每日应洗澡，便后温水洗臀部，必要时涂用保护油膏。出生后用 0.25%氯霉素点眼，注意口鼻清洁，不可擦伤口鼻黏膜。

（三）喂养

大力提倡母乳喂养，强调生后 30min 内试吸吮乳头，并与母亲多接触，以促进乳汁分泌。按需哺乳，防止低血糖。在无母乳情况下，2h 试喂 5%～10%葡萄糖水，后用母乳化配方奶喂养。生后 4～6h 开奶，每 3h 一次，奶量根据所需热量及婴儿耐受情况计算，由少量渐增多。

新生儿应按时添加多种维生素，以防止疾病发生。如，生后即肌注维生素 K₁1～2mg，预防新生儿出血症，生后 3～4d 可加维生素 C 50～100mg/d，生后 15～20d 可加维生素 D 400～800IU/d，3～4 周加铁剂，剂量为元素铁 2mg/（kg·d）。

（四）预防接种

生后 3d 接种卡介苗，预防结核病。新生儿生后 1d 内、1 个月、6 个月时各肌注乙肝疫苗 20～30μg/次。如孕母或父患乙型肝炎或为携带者可于生后 24h 肌注乙肝高效价免疫球蛋白一次，后用肝炎疫苗，以预防母婴传播。

（五）新生儿筛查

生后可采脐血或足跟毛细血管血进行某些先天遗传、代谢疾病的筛查，以便早期诊断治疗。我国现筛查项目包括苯丙酮尿症、先天性甲状腺功能低下、半乳糖血症、葡萄-6磷酸脱氢酶 G-6PD 酶缺陷等。

第三节　早产儿的特点及护理

早产儿指胎龄不足 37 周的活产婴儿，又称未成熟儿。早产儿在活产婴儿中的发生率为 5.68%。出生体重＜2500g 者称低出生体重儿，出生体重在 1500g 以下者称极低出生体重儿。

一、早产原因

早产与孕母、胎儿疾病，胎盘、脐带异常，家庭、社会条件等诸多因素有关，但有不少早产儿无具体原因可寻。

（一）母亲因素

可能是早产的主要原因。

（1）母亲患全身性疾病，如妊娠高血压综合征，严重贫血，营养不良，全身感染性疾病，内分泌失调等。

（2）妊娠后期过度紧张、情绪不稳定、意外创伤等。

（3）烟酒嗜好、吸毒成瘾等。

（二）子宫、胎盘、脐带异常

如双角子宫、子宫纵隔、前置胎盘、胎盘早剥，脐带过短、打结、扭转，羊膜早破、羊水过多等。

（三）胎儿因素

多胎妊娠、胎儿畸形等。

二、早产儿特点

（一）解剖生理特点

1.外观

早产儿全身皮肤红嫩、发亮、毳毛多。头大，囟门宽，颅缝常分离，头发纤细，耳壳软，贴于颅骨。乳房结节不可触及，皮下脂肪少。指（趾）甲软，不超过指（趾）端，足纹少，足跟光滑。肌张力低下。男婴睾丸未降，女婴大阴唇不能覆盖小阴唇。

2.呼吸

早产儿呼吸中枢发育不成熟，呼吸不规则，约 35%～40% 早产儿有间歇性呼吸暂停，一般在 10s 以内，也可出现吃奶后暂时青紫。

3.神经

胎龄愈小，各种反射愈差，肌张力也愈低。如吞咽、吸吮、觅食、对光眨眼反射均不敏感。觉醒程度低，嗜睡，拥抱反射不完全。

4.消化

吸吮力差，甚至无吞咽反射，贲门括约肌松弛。胃容量小，易溢奶。消化酶不足，消化力弱，易呕吐、腹泻，但营养需求相对高。

5.体温

体温中枢发育不成熟，调节能力差。体表面积大，散热多，不能稳定地维持体温，故对中性温度要求更高。

（二）早产儿特殊疾病

1.原发性呼吸窘迫综合征

也称肺透明膜病。由于肺发育不成熟，肺表面活性物质缺乏，使肺泡膨胀不全，甚至萎陷，由此发生呼吸窘迫。

2.原发性呼吸暂停

由于呼吸中枢发育不成熟，出现频发呼吸暂停，时间≥20s，伴发绀，心率减慢。出生体重＜1500g、孕龄低于32周的早产儿发病率更高。

3.颅内出血

以室管膜下出血最为多见，由于脑生发基质毛细血管丰富，缺乏支持组织，受各种不利因素影响，极易出血。

4.视网膜病

由于早产儿生后救治过程中长久暴露于高浓度氧，使视网膜血管异常增生，并纤维化，重者可致失明。

（三）早产儿的远期预后

早产儿因常发生严重的颅内出血或出生前后其他各种危险因素的影响而造成脑发育障碍，导致脑瘫、智能发育落后等后遗症，孕龄越小，出生体重越低的早产儿，此问题越严重，故对早产儿应注重早期干预，预防并减少后遗症。

三、早产儿护理

（一）早产儿室

应与足月儿分开，室内严格消毒，专人护理，并有必要的抢救条件。

（二）保暖

所需中性温度依出生体重和胎龄而定，调节暖箱温度（表7-1），湿度50%～60%。

表7-1　不同出生体重早产儿的适中温度（裸体时）

出生体重	温度			
	35℃	34℃	33℃	32℃
1.0kg	初生10d内	10d以后	3周以后	5周以后
1.5kg	—	初生10d内	10d以后	4周以后
2.0kg	—	初生2d内	2d以后	3周以后
＞2.5kg	—	—	初生2d内	2周以后

（三）喂养

母乳为最佳食品，易于消化吸收。无母乳或母乳不足时，可哺喂接近母乳成分的早产儿配方奶。每次奶量及间隔时间均不同于足月儿（表7-2），吸吮能力差或不能吸吮者予以鼻饲，必要时应用部分或全静脉营养，适时适量补充维生素及微量元素。

（四）出院标准

（1）体重增至 2000g 以上。

（2）不吸氧时无呼吸暂停，氧合状况良好。

（3）能自己吸吮。

（4）在 20℃ 环境中保持体温稳定。

表 7-2 早产儿早期喂奶量和间隔时间

出生体重（g）	<1000	1000～1499	1500～1999	2000～2499
开始	1～2	3～4	5～10	10～15
每天隔次增加量（mL）	1	2	5～10	10～15
喂养间隔时间（h）	1	2	3	3

第四节 新生儿吸入综合征

新生儿吸入综合征是由于各种原因将外源性物质吸入呼吸道内，从而产生的一系列呼吸系统症状体征。新生儿期最常见的是羊水吸入、胎粪吸入，也有由于喂养方法不当、畸形等原因使乳汁等吸入者。

一、羊水吸入综合征

（一）发病机制

由于胎儿宫内缺氧或其他原因分娩困难，刺激呼吸中枢，使胎儿呼吸运动增强，呈喘息样呼吸，致使在产道内大量羊水被吸入呼吸道，发生羊水吸入综合征，羊水吸入后水分被肺泡毛细血管很快吸收，但羊水中的皮脂、脱落的角化上皮细胞在肺内则可引起化学性、机械性刺激，发生无菌性炎症。也可造成肺充气不良。

（二）临床表现

主要表现为呼吸不规则、气促、青紫，其程度与羊水吸入量有关。吸入量多时口中常有液体或泡沫流出，肺内可闻粗湿啰音，低氧血症不显著。胸部 X 线检查呈现肺纹理粗重，轻度肺气肿或密度较淡的斑片阴影。

（三）治疗

对症治疗为主，保证呼吸道通畅，予以鼻导管或面罩氧疗，也可抗生素防止继发感染。

二、胎粪吸入综合征

胎粪吸入综合征（MAS）见于严重宫内窘迫缺氧的新生儿，以足月儿、过期产儿多见。

（一）发病机制

在宫内及产程中严重缺氧的胎儿，发生低氧血症。由于代偿性血流重新分配，胃肠道血流减少，肠壁缺血性痉挛，肛门括约肌松弛使胎粪排出。同时低氧血症又刺激呼吸中枢，出现喘息性呼吸，含有胎粪的羊水被吸入气道。胎粪可完全阻塞气道，引起肺不张。也可在气道内形成活瓣，吸气时气体仍可进入气道，呼气时则因气管道径缩小甚至完全堵塞，气体存留引起局部肺气肿。当肺泡内压力过大，可使肺泡破裂形成气胸，甚至发生纵隔气肿，肺内可发生炎症反应。当严重缺氧时，肺血管可反应性痉挛、收缩，出现肺动脉高压，持续不缓解，则可导致持续胎儿循环，动脉导管及卵圆孔重新开放。

（二）临床表现

有严重宫内胎儿窘迫及窒息史，羊水被胎粪污染，重者呈黑绿色，黏稠。新生儿咽部及气道内可见胎粪，指（趾）甲及皮肤均可黄染。生后不久出现明显呼吸困难、发绀、呻吟、三凹征。并发肺气肿时胸廓隆起，呼吸音低。

（三）X线检查

X线检查具有重要诊断意义。轻度时仅见肺纹理粗重，轻度肺气肿，膈肌下降；中度可见肺野粗颗粒、片团或云絮状阴影，有节段性肺不张，或囊泡型肺气肿；重度可在此基础上出现肺气肿、气漏、纵隔积气、气胸。

（四）治疗

当发现羊水有被胎粪污染的迹象时，应在胎儿头娩出后、肩尚未娩出前用手挤压鼻口中的吸入物，第一次呼吸前气管插管吸净气道内胎粪、羊水。当血 pH、PaO_2 降低时，宜采用机械呼吸。合并气胸时应立即抽出气体，或插管引流，并应用抗生素防治继发感染。

第五节　新生儿硬肿症

新生儿硬肿症是由受寒、早产、感染、窒息等多种原因引起的皮肤和皮下脂肪变硬和水肿，常伴有低体温及多器官功能受损，是新生儿死亡的重要原因之一。多发生于寒冷季节，故又称新生儿寒冷损伤综合征，但由早产、感染引起者亦可见于夏季。临床上以体温低下、皮肤冷凉、皮下脂肪变硬，并伴有水肿为其特征。

一、病因与发病机制

（一）内因

（1）新生儿体温调节中枢发育未完善和体表面积相对较大，调节功能差，皮肤薄，血管丰富，易于散热而致体温偏低，早产儿更显著。

（2）皮下脂肪含饱和脂肪酸较多，其熔点高，受寒时易凝固。

（3）早产儿棕色脂肪贮存少。

（二）外因

（1）寒冷环境：本病在寒冷的冬季或室温过低的情况下易于发生。

（2）摄入不足，产热过少，体温不能维持正常。

（3）感染、窒息等各种疾病新生儿受寒时，依赖体内的棕色脂肪产热，当疾病引起缺氧、酸中毒和休克时，则棕色脂肪产热过程受到抑制，容易出现体温不升。

二、临床表现及诊断

（一）病史

寒冷季节，有早产、窒息、产伤、感染、热量供给不足等病史。以出生 1 周内新生儿、早产儿多见。

（二）症状

典型表现为不吃、不哭、体温低下，硬肿出现即可诊断。

1.低体温

体温常在35℃以下，重症低于30℃。

2.硬肿

多发生在全身皮下脂肪积聚部位，皮肤紧贴皮下组织，不能移动，其特点为硬、亮、冷、肿、色暗红，压之轻度凹陷。硬肿发生顺序是：小腿大腿外侧→整个下肢→臀部→面颊→上肢→全身。硬肿范围计算：头颈部20%，双上肢18%，前胸及腹部14%，背及腰骶部14%，臀部8%，双下肢26%。可按硬肿范围分为：轻度（小于20%），中度（20%～50%），重度（大于50%）。

3.多器官功能受损

早期常有心音低钝、心率变慢、微循环障碍表现。严重时可导致休克、心衰、DIC、肺出血、急性肾衰竭等多器官功能衰竭（MOF）。常合并肺炎、败血症。

三、预防

（1）做好围生期保健（尤其是农村）和宣教，加强产前检查，防治妊娠并发症。避免早产、低出生体重儿及窒息、产伤。

（2）冬季做好保暖，使新生儿体温稳定，特别对高危儿做好体温监护，保证供给足够热量。

（3）积极治疗引起硬肿症的基础疾病，如感染、颅内出血、畸形、窒息、产伤等。

四、治疗

（一）复温

是对低体温患儿治疗的关键，如低温持续时间延长，病情易于恶化，新生儿硬肿症复温方法如下：

（1）体温大于30℃，产热良好（腋－肛温差为正值）的轻、中度患儿，可放入预热至30℃的暖箱内，根据婴儿体温恢复情况，暖箱温调至30～34℃范围内，使患儿于6～12h恢复正常体温。

（2）体温小于30℃，或产热衰竭（腋－肛温差为负值）的重度患儿，先以高于患儿体温1～2℃的暖箱温度开始复温，每小时提高箱温1℃，于12～24h内恢复正常体温。

（3）复温措施：基层单位可采用热水袋、热炕、电热毯包裹或母怀取暖，要防止烫伤及闷捂综合征。有条件者亦可采用恒温水浴、远红外线抢救台等方法复温。复温时应记录生命体征、出入液量、体温、环境温度并进行必要的实验室检查。

（二）补充热量和液量

有利于婴儿产生热能、补充血容量，改善血液循环，是治疗本病的重要措施之一。不能吸吮者，用滴管或管饲喂养，入量不足或呕吐严重者宜静脉滴注葡萄糖液。热量开始按200kJ/（kg·d）计算，待体温回升后应增加到400kJ/（kg·d）。静脉输液时总量60～80mg/（kg·d），其中1/4或1/5用等渗盐水，有酸中毒时可给1.4%碳酸氢钠溶液以代替等渗盐水。体温低时输注葡萄糖速度宜慢，一般6～8mg/（kg·min），体温恢复后可加快至12～14mg/（kg·min）。重症患儿可给右旋糖酐-40，以改善微循环。有条件者可输血或血浆、复方氨基酸等。

（三）药物治疗

1.抗生素

可用青霉素和氨苄西林等防治感染。若有败血症或肺炎应加用其他抗生素。

2.维生素 E

能参加某些细胞多方面的代谢过程，故可用维生素 E 5mg，每日 3 次，口服；或肌注维生素 E 5～10mg，每日 1 次，连用 5d。

3.止血药

有出血倾向或已出血者，可给止血药维生素 K_1 等。

4.肝素

对有弥散性血管内凝血者，可慎用肝素治疗。

5.能量合剂（三磷酸腺苷、辅酶 A、细胞色素 C）

能促进机体代谢、细胞呼吸，可加入 10%葡萄糖内滴注。

第八章　遗传代谢疾病

一、染色体病

染色体病指由于人类染色体数目畸变或结构畸变所引起的疾病，分为常染色体病和性染色体病两大类。染色体数目畸变所致者包括各种三体和单体或多体综合征；染色体结构畸变包括各种节段和区带的易位、重复、缺失等引起的综合征。此外，可为嵌合体，此类患者的临床症状取决于异常细胞与正常细胞的比例，一般来说，异常细胞所占比例越高，临床症状就越重。染色体疾病的共同特点是病人智力低下、生长发育落后、多发畸形、生殖能力低下或无生殖能力、寿命较短。染色体病经产前染色体检查可以确诊。临床最常见的常染色体病是 21 三体综合征，其次是 18 三体综合征和 13 三体综合征。Turner 综合征和先天性睾丸发育不全症是常见以及预后相对较好的性染色体畸变综合征，适当地治疗可使患儿有较正常的社会生活。

二、21 三体综合征

21 三体综合征又称 Down 综合征或先天愚型，是由于第 21 号染色体呈三体改变所致，是最常见的常染色体畸变疾病，发生率约占活产婴的 1/800，随孕妇年龄增高而增加。临床主要特征为智能低下与体格发育迟缓、特殊面容，可伴多发畸形。

（一）诊断

1.临床表现

（1）特殊面容：头颅小而圆，颅缝宽，前囟增大，眼距宽，眼裂小，内眦赘皮，外眼角上斜，鼻梁低平，外耳小，耳位低，硬腭小，常张口伸舌，流涎。

（2）智能低下与体格发育迟缓，可伴有畸形，如先天性心脏病、先天性消化道畸形、视力障碍等。

2.实验室检查

（1）染色体核型检查：常见核型有 47，XX（XY），+21（三体型）；21 与 D 组的易位型（D/G 易位），以及 G/G 易位型和嵌合型，46XX（XY）/47XX（XY）＋21。患儿标本取羊水或绒毛甚至胎儿血。

（2）分子细胞遗传学检查：可对 21 号染色体在间期细胞内进行精确定位。

（二）处理

目前无有效治疗方法。

（1）对患儿进行特殊训练和教育，提高其生活与工作能力。

（2）对症治疗，有畸形者行外科手术治疗，甲状腺功能减退者予甲状腺治疗。

（3）促进智能发育，γ-氨酪酸、谷氨酸、维生素 B_6、叶酸等可作为辅助治疗，但疗效不确切。

（三）预防

避免接触致畸物质，婚前检查，遗传咨询，产前诊断。

（1）妇女 40 岁以后避免生育，妊娠期（尤其早期）避免服用磺胺类药及行 X 线照射。

（2）高危孕妇于孕中期进行筛查：对高龄以及已生过一个 21 三体综合征患儿的孕妇

为主要指征，做三联筛查，对孕 15～21 周的孕妇检测血清中甲胎蛋白、游离雌三醇和绒毛膜促性腺激素，检出率在 48%～83% 之间，假阳性率约 5%；单项筛查，查孕妇血清中二聚体抑制素 A 水平，检出率在 48%，假阳性率约 4%。

（3）产前诊断：做羊水穿刺，取羊水细胞做培养或直接抽取胎儿血（准确性高），检查胎儿染色体核型，如有异常则终止妊娠。

三、Turner 综合征

Turner 综合征又名先天性卵巢发育不全症。主要特征为性幼稚、生长障碍、颈蹼、肘外翻等。发病率占活产女婴的 1/2500～1/2000。体细胞染色体核型主要为 45XO，亦可呈各种嵌合体（全部或部分体细胞的其中一条 X 染色体的部分或完全缺失）。其形成是早期合子阶段发生有丝分裂错误，在减数分裂时卵子或精子的性染色体不分离，使一个无性染色体的卵子与一个带 X 染色体的精子或由一个带 X 染色体的卵子与一个无性染色体的精子结合而成。

（一）诊断

1.临床表现

（1）生长迟缓：出生体重及身长小于正常均值。生长速度在 2～3 岁以前接近正常，此后逐渐减慢，因无自发青春发育，故青春期年龄无生长高峰。成年身高约 143cm。

（2）性腺发育不良：卵巢呈条索状，无正常卵巢结构及功能，缺乏第二性征及性幼稚，常无初潮或初潮延迟，继发性闭经和不孕。约 1/10 有青春发育，但可发生继发闭经。部分卵巢可恶变（如见于核型为 45XO/46XY 的患儿）。有自发性月经的 TS 患者，其后代发生先天畸形的机会在 30% 左右，如 21 三体综合征等。

（3）面容体态和器官发育异常：颈短、颈蹼、上睑下垂、内眦赘皮、高腭弓、发际低、多痣、斜视、近视、听力障碍、中耳炎、主动脉狭窄、肾脏畸形、手和足的淋巴水肿等。

（4）骨骼畸形与骨质疏松：第 4 掌骨短，趾骨短，肘外翻。X 线摄片见脊柱骨和腕骨的骨密度下降，骨折发病率（0.91%）较正常儿童（0.35%）明显增高。

（5）代谢异常：发生肥胖、高血压及甲状腺功能异常的机会较高，成年患者可有糖耐量异常，糖尿病的发生率略高于正常人。

2.实验室检查

（1）染色体核型检查：可确诊，可见有 45XO、46X，i（Xq），46X，i（Xp），46X，Xp-46X，r（X），45XO/46XX 及其他嵌合体等。

（2）3～7 岁期间 LH 和 FSH 水平可正常，8 岁后 LH 和 FSH 水平均升高。

（3）生长激素（GH）：部分患者 GH 正常，部分患者缺乏，夜间 GH 分泌峰值较正常为低。

（4）IGF-I 水平较低。

（5）产前 B 超发现胎儿有畸形时，羊水穿刺行胎儿染色体检查。

（二）处理

1.矮身材的治疗

（1）生长激素与蛋白同化类固醇激素：高剂量生长激素有效。当患儿身高在正常女性生长曲线的第 5 百分位以下，年龄在 5 岁可开始治疗，9 岁以下单用生长激素，每周 1U/kg，分多次（至少 5 次）晚上睡前皮下注射；年长儿童（9～12 岁）GH 可与蛋白同化类甾族化合物联用，如氧甲氢每日 0.0625mg/kg，或司坦唑醇每日 0.02～0.04mg/kg，最大量每日不大于 1mg/kg。治疗过程中监测骨龄及男性化等不良反应。

（2）雌激素：低剂量可促进生长及诱导青春期。由于雌激素在促进青春期身高增长的同时可加速骨骺闭合，影响最终身高，一般不主张用于 11 岁以下的患儿。对诊断年龄大于 11 岁者，亦应先促进生长，至有满意身高后再加雌激素（迟于一般性激素替代治疗年龄）。

2.性激素替代治疗

替代疗法的目的是促进乳房、阴道和子宫的发育。开始治疗的时间最好在 13 岁左右。用法：炔雌醇，开始治疗量为 1/6～1/4 成人量，每隔半年增加同上剂量，2～3 年后达成人量（12.5μg/d）。每连续用药 3 周后停药 1 周。现建议用天然雌激素倍美力，每日 300μg 开始渐增至 625μg，2/d。当炔雌醇用量已增加至超过成人量的半量时，或已有满意的第二性征后，应周期性给予孕酮，即每个月的第 1～23d 用雌激素，第 10～23d 加用黄体酮，一般用甲基孕酮 2～4mg/d，第 24～30d 停药，以诱导月经周期。

3.矫形

如上睑下垂或先天性心脏病。

4.辅助生殖

体外捐献卵子与丈夫精子授精后再植入患者子宫。

四、先天性睾丸发育不全症

先天性睾丸发育不全症又称为先天性生精不能症。是核型为 47XXY 的男性，由于生殖细胞在减数分裂中性染色体不分离，卵母细胞的 X 染色体不分离，使含有 2 个 X 的卵子与一个 Y 的精子结合，形成 47，XXY；或形成精子时 XY 不分离，含有 XY 的精子与一个 X 卵子结合，形成 47，XXY，尚有其他核型如 48，XXXY；48，XXYY；49XXXYY 等。X 染色体越多，智能不全发生率及严重程度越高。发生率在新生儿男性活产儿中占 0.1%～0.2%。

（一）诊断

1.临床表现

外表男性，但男性第二性征发育差，睾丸和阴茎小，体形瘦长，有女性化表现，皮肤细嫩，至青春期男性乳房发育，一般不能生育，约 25% 有智能不全。性格孤僻、神经质、胆小或暴躁。

2.实验室检查

（1）染色体检查：最常见的核型是 47，XXY；尚可表现为 48，XXXY；48，XXYY；49XXXYY 及各种类型的嵌合体。

（2）青春期后睾丸活组织活检：生精小管玻璃样变，睾丸间质细胞增生，但内分泌活性低下。

（3）性激素检查：青春期血促性腺激素高，尿促性腺激素排出量增多，血浆睾酮水平较正常低。

（二）处理

对早期确诊者，宜从 11 岁开始用雄激素替代治疗。年龄较大才开始治疗者应使用较大的开始剂量和递增剂量，使患者能较快获得男性第二性征及减少心理压力。

1.环丙酸睾酮

开始每次肌内注射 50mg，每 3 周 1 次，每隔 6～9 个月增加剂量 50mg，缓增至成人剂量，即每 3 周 200mg，有满意效果后减至 100mg/次维持。

2.长效丙酸睾酮

开始每次肌注 25mg，每 3 周 1 次，每年增加剂量 50mg，缓增至成人剂量，即每 3 周 250mg。

3.口服十一酸睾酮

本药不经肝吸收，可避免雄激素的肝损害。40mg/粒，成人 120～160mg/d，分 2 次服，2～3 周后改为 40～120mg/d 维持。

4.剂量调整

治疗过程中监测血睾酮并调整剂量，血睾酮应大于 290ng/dl。

第九章　消化系统疾病

第一节　先天性肠闭锁和肠狭窄

肠闭锁和肠狭窄是新生儿肠梗阻中常见先天性消化道畸形。发病率（1500～4000）∶1。男女比率大致相等。早产婴多见，闭锁多于狭窄，其发生频率依次为回肠、十二指肠、空肠，结肠闭锁罕见。肠狭窄以十二指肠最多见，空、回肠次之。

一、病因

胚胎发育过程中，肠管的局部血液循环障碍使肠管发生无菌性坏死、吸收与修复的病理过程，形成了肠闭锁与狭窄的各种病变。胚胎期发生了肠扭转、肠套叠，血管的分支畸形及胎粪性腹膜炎等为导致局部肠管血运障碍的最常见原因。

二、病理

较为常用的病理分型如下：

（一）肠闭锁

（1）Ⅰ型：即隔膜型。肠管连续，肠腔内有隔膜。肠系膜完整。

（2）Ⅱ型：两盲端间有索条相连，肠系膜无缺损。

（3）Ⅲa 型：两盲端游离，无索条相连，肠系膜呈"V"形缺损。

（4）Ⅲb 型：两盲端游离，远端肠管呈苹果皮样或螺旋样。

（5）Ⅳ型：多节状闭锁。占 10%～15%。

可以Ⅰ、Ⅱ、Ⅲ型并存。一般肠管长度减少。

（二）肠狭窄

分隔膜型狭窄和短段管状狭窄两种。

三、临床表现

先天性肠闭锁或肠狭窄主要表现肠梗阻的症状，其出现时间和轻重取决于梗阻的部位和程度。

（一）肠闭锁

指肠腔完全性梗阻，症状为呕吐、腹胀和便秘。

1.呕吐

多于出生后第 1 天出现。出现的早晚与闭锁的部位有关。高位肠闭锁呕吐出现早，次数频繁，进行性加重，呕吐物为奶块，多含胆汁，有时为陈旧血性。低位闭锁呕吐出现晚，呕吐物呈粪便样，味臭。

2.腹胀

腹胀程度与闭锁的部位和就诊时间有关。一般闭锁的位置越高就诊时间越早，腹胀程度越轻，反之则越重。高位闭锁者腹胀限于上腹部，多不严重，呕吐或胃肠减压后，腹胀消失或明显减轻。低位闭锁者，全腹膨胀，进行性加重。呕吐或胃肠减压后，腹胀仍无明显改善。高位肠闭锁时偶在上腹部见胃型或胃蠕动波，低位肠闭锁时常见扩张的肠袢。

3.无胎粪排出

生后无正常胎粪排出是肠闭锁的重要表现。有的仅排出少量灰白色或青灰色黏液样物。个别有少量胎粪排出者，可能是妊娠晚期宫内肠套叠所致肠闭锁的表现。

4.全身症状

生后最初几小时全身情况良好。很快表现躁动不安、拒奶及脱水，常伴发吸入性肺炎，全身情况迅速恶化。如肠穿孔，则腹胀更著，腹壁充血、水肿、发亮、腹壁静脉怒张、肠鸣音消失，并出现呼吸困难、发绀、体温不升及全身中毒症状。

（二）肠狭窄

临床症状则视狭窄的程度而有所不同。少数严重狭窄出生后即有完全性肠梗阻的表现，多数表现为不完全性肠梗阻，反复呕吐奶块及胆汁。生后有胎粪排出，但量少。腹胀程度视狭窄部位而定。因为是慢性不完全性肠梗阻，故在腹部常可见肠形和蠕动波，伴有肠鸣音亢进。

四、诊断及鉴别诊断

（1）母亲有羊水过多史者占15.8%～45%。尤以空肠闭锁多见，羊水量可超过2000～2500mL。

（2）生后1～3d出现呕吐，进行性加重，含胆汁。如低位闭锁，呕吐物可呈粪便样，味臭。

（3）腹胀常见。高位闭锁仅上腹胀；低位闭锁全腹膨胀，进行性加重，可见扩张肠袢。

（4）生后24h仍无正常胎粪排出，仅排出少量灰白色或青灰色黏液者，注意肠闭锁的可能性。

（5）数日内出现脱水和电解质紊乱，可并发吸入性肺炎和肠穿孔。

（6）肠狭窄多表现为不全性肠梗阻：反复性呕吐、呕吐物含胆汁、生后有少量胎粪排出，腹部可见肠形、肠蠕动波，肠鸣音亢进。

（7）X线检查：腹部立位片中，高位小肠闭锁时可见"三泡征"或上腹部数个液平面。低位小肠闭锁则显示较多扩张肠袢和液平面。侧位片中可见结肠及直肠内无气体。肠闭锁钡灌肠检查显示胎儿型结肠。妊娠晚期宫内肠套叠所致肠闭锁时结肠直径可正常。肠狭窄有时行钡餐检查明确狭窄部位。

（8）B超检查：产前诊断小肠闭锁很有价值。高位空肠闭锁显示从胃延伸至空肠近端有一长形液性区，或在胎儿腹腔上部探测到数个扩张的空肠液性区。

五、治疗

（1）手术是唯一的治疗方法，确诊后应争取早期进行。

（2）术前禁食、胃肠减压、补液、纠正水和电解质紊乱，改善贫血和营养不良，应用抗生素。

（3）术式应根据术中所见型别具体选定。应同时探查有无其他伴发畸形。

（4）术后需继续禁食、胃肠减压、补液、应用抗生素和营养支持。肠功能恢复后逐渐恢复饮食。

（5）注意保持病室稳定的温度和湿度，必要时给氧。为了促进肠功能恢复，可于术后7d开始，每日2～3次用温盐水10～15mL灌肠。

六、预后

本病严重威胁患儿生命。近 20 年来，病因学研究的进展、诊断水平的提高、技术操作的改进、围手术期良好的监护，尤其是肠外营养的应用，使患儿存活率有显著提高。预后还与患儿就诊早晚、全身情况、出生体重、是否为早产儿，肠闭锁的类型及部位、有无严重伴发畸形和围手术期的严重并发症（如低体温、肺炎、硬肿症、缺血缺氧性脑病、败血症和腹膜炎等）密切相关。

第二节 细菌性肝脓肿

细菌性肝脓肿是化脓性细菌引起的感染，为继发性病变。由于肝脏受肝动脉和门静脉双重血供、胆道与肠道相通的特点，肝脏发生感染的机会很多。近年卫生条件的提高使发病率已有下降，肝胆外伤后继发感染以及胆源性肝脓肿发病率有所上升。常见致病菌为大肠杆菌、金黄色葡萄球菌，厌氧菌培养阳性率也较高，有时为混合性感染。当小儿抵抗力下降（多见于 5 岁以下），肝脏受损害或细菌毒力过强时，可形成脓肿。小儿肝脓肿 80% 以上发生于肝右叶。

一、病因

（一）血源性感染

1.门静脉途径

肝右叶汇集肠系膜上静脉血液，肝左叶汇集脾静脉及肠系膜下静脉的血液。所以消化道某部化脓性病变可引起相应部位的肝脓肿。

2.肝动脉途径

全身各部位的化脓性病灶的细菌，都可经肝动脉血流进入肝脏，引起多发性脓肿。

（二）经胆道系统

胆道蛔虫带入大量细菌继发胆管炎也可引起肝脓肿。

（三）经淋巴系统

邻近器官或组织的炎症，例如胆囊炎、膈下脓肿、脓胸等，通过淋巴系统侵入肝脏，产生脓肿。

（四）其他

外伤、肝肿瘤继发感染、手术后感染均可为肝脓肿发生原因。

二、病理

原发病不同，其病理过程也不同。血行感染的细菌性肝脓肿开始时为密集或分散的小脓肿，中心为肝细胞坏死区，周围肝细胞退行性变、炎性细胞浸润和纤维组织增生。小的脓肿经治疗后可吸收或机化。病情发展小脓肿也可融合成一个或数个较大脓腔。肝脓肿呈多发性或单发性。左右叶均可累及，两叶脓肿少，多数位于肝右叶。炎症急剧发展，肝脓肿可向胸腔或腹腔穿破，引起急性脓胸和弥漫性腹膜炎。

三、临床表现

细菌性肝脓肿通常有某种感染性先驱疾患，如坏疽性阑尾炎、细菌性痢疾、肠炎、肝外伤等。主要症状是持续不退的寒战、发热，伴有盗汗、恶心、呕吐、肝区痛，体检可发现肝大及右季肋部叩击痛，浅表肝脓肿可伴有右上腹腹肌紧张，但在肝实质深部脓肿可无压痛，巨大肝脓肿可见局部隆起。患儿起病较急骤，病情迁延加重常出现消瘦、贫血、黄疸以及腹腔积液等重症情况。

四、诊断与鉴别诊断

通过询问有无可能的先驱感染、外伤或手术史病史，结合持续不退的高热、肝区及右上腹疼痛、肝大及压痛等，应考虑到肝脓肿的诊断。除此之外，实验室检查可见白细胞计数升高，中性粒细胞增加。

（一）特殊检查

X线检查肝阴影增大，右膈肌抬高，运动减弱，肝区可见气液平面，右侧胸膜反应。B超对肝脓肿诊断意义较大，显示为低回声区，对直径大于2cm的脓腔可确定其大小、位置、数目，为首选检查。CT扫描诊断率高，大于0.5cm的脓腔即可明确作出诊断。

（二）鉴别诊断

右膈下脓肿多继发于化脓性腹膜炎或腹部大手术后，寒战、高热、右肩牵涉痛，X线检查右膈下有液平，右横膈升高，B超显示右膈下有回声区。右肾周围脓肿：右腰部疼痛伴尿频、尿急、尿痛，右腰部压痛，X线平片胸腰脊柱弯曲凹面对患侧，B超提示右肾周围有低回声或坏死组织回声。

五、治疗

一般认为发病初期或脓肿小于3cm，可选用抗生素治疗，若大于3cm，则需外科引流。

（一）非手术治疗

早期肝脓肿及多发性肝脓肿选用对大肠杆菌、金黄色葡萄球菌抗菌作用强的广谱抗生素。支持疗法可多次、少量输血，纠正贫血及低蛋白血症。近年随着CT和B超等影像学检查的普及，经皮穿刺抽脓或置管引流已得到普及，成为简单有效的治疗方法。B超探头引导下穿刺肝脓肿抽脓后抗生素冲洗脓腔，穿刺后在显示屏下调整进针方向及角度，了解穿刺针到达的位置，并确定脓液抽吸的程度，本方法的特点是适应证广、简单、操作方便安全、并发症少，疗效显著。穿刺抽出脓液进行培养及药敏对以后选用抗生素有参考价值。

（二）手术治疗

适应证包括：①脓腔较大、穿刺抽脓困难；②较大的多发性脓肿及脓液黏稠或有坏死组织，不易穿刺排脓者；③胆道蛔虫引起的肝脓肿，伴化脓性胆管炎，胆道阻塞者；④已发生并发症，例如脓肿穿破入胸腔和腹腔者。局部体征如压痛、腹肌紧张、腹膜刺激症状明显者。症状严重，经肝穿刺排脓不畅或病程长，局部症状明显者，也应及早手术。

手术目的是脓肿切开引流，并置管冲洗，多选择经腹膜外途径以避免污染腹腔。病程较长的厚壁脓肿行肝脏部分切除或行肝叶切除术。

第三节　先天性胆总管囊肿

先天性胆总管囊肿又称先天性胆管扩张症，是小儿胆管最常见的畸形，文献报道我国和日本的发病率较欧美高，为1/30000～1/15000，2/3在婴幼儿及童年时期发病，1/3见于青年，男性发病比女性低，为1：（4～5）。

一、病因

本病是一种先天性发育畸形，病因仍不十分清楚，目前有以下几种学说：

（一）胰胆管合流异常

文献证实75%～85%的胆总管囊肿由胰胆管合流异常而引起。由于胚胎发育时期，胆总管、胰管未能正常分离，使胆总管与胰管汇合后的共同通道过长超过5mm，有的达到20～35mm。十二指肠乳头部胆管口括约肌（Oddi's括约肌）失去正常作用，胰液和胆汁在十二指肠壁外产生相互混合与逆流，导致胆管及胰腺的各种病理改变。正常胰管内压力较胆管内压力高，胰液容易发生反流至胆总管，使胆管上皮受损，继而损害胆管壁上的弹力纤维，使管壁失去张力变薄弱而致胆总管扩张。

（二）胆管腔化过程障碍

原始胆管胚胎发育的空泡化过程中，胆总管上皮增殖不平衡，出现某部分增殖，某部分过度空泡化，尤其少见的憩室型。

（三）胆管的神经发育异常

通过对切除的标本检查发现，胆总管囊肿远端管壁神经节细胞数目减少或完全缺如，可能导致该处痉挛狭窄，近端胆道继发性扩张。

（四）其他

如先天性胆总管壁弹力纤维缺乏、Oddis括约肌功能异常、病毒感染（如乙型肝炎病毒、巨细胞病毒、轮状病毒及腺病毒）使胆管壁上皮破坏以及胆管内的反复炎性增生等都可能是本病的发病原因。

二、病理

根据胆总管囊肿的病理形态一般传统分为三种类型：①囊肿扩张型：包括球形扩张、梭形扩张、少数圆柱形扩张；②憩室型：少见；③胆总管口囊性脱垂型：也很少见。近年来又发现有混合型（即胆总管囊肿伴肝内胆管扩张）和单纯肝内胆管扩张型（又称Carolis病，有学者将此型作为一种单独疾病讨论）。最新文献报道又增加了一种顿挫型，又叫无囊性扩张的胆总管囊肿即共同通道综合征。

胆总管囊肿的早期病理改变较轻，随着年龄增大与病变的发展逐渐加重。由于病理分型以囊肿扩张型多见，所以囊肿内胆汁潴留，少则数十毫升，多则达1000～2000mL，同时如有胰胆管合流异常，则更进一步加重了这种胆汁潴留造成的损害，引起多种病变的发生。

1.肝内胆汁淤滞

由于胆管远端狭窄囊肿逐渐变大，管腔内压力增高，胆汁排出不畅，肝内胆汁淤滞，逐渐加重肝脏损害，严重者肝小叶间纤维增生，炎性细胞浸润，小胆管增生变性坏死逐渐形成淤肝性肝硬化。

2.反复胆管炎及肝内感染

胆汁排出不畅，局部抵抗力下降，细菌侵入，易发生胆管炎，进一步加重肝损害。

3.胰腺炎

胰胆管合流异常患者可出现胆汁、胰液相互混合逆流，导致胰腺炎的发生。

4.胆石形成

炎症破坏胆管壁，加之胆汁淤滞浓缩，胆色素沉积容易形成胆石。

5.囊肿穿孔或破裂

囊肿大且反复炎症感染者，可能发生囊肿破裂、穿孔，出现胆汁性腹膜炎。

6.其他

如门静脉高压症、出血等均有文献报道。

三、临床表现

腹痛、腹部肿块和黄疸为本病三个典型症状。但并非所有患者在就诊时都同时表现出典型的"三主症"，文献报道就诊患者中20%～30%具有"三主症"，临床大多数仅有其中一个或两个表现。

（一）腹痛

腹痛者占本病的60%～80%，且多局限于上腹中部或右上腹，疼痛性质和程度不一，多为间歇性发作，以胀痛和牵拉痛为主，绞痛者较少，剧烈绞痛时多是继发感染的表现，此时临床上常伴发热、恶心和呕吐。

（二）肿块

临床上40%～50%患者以腹部肿块就诊，肿块位于右上腹，肝缘下方，巨大者可占全右腹。肿块表面光滑，囊性感，也可因液体充盈紧张呈坚实感，似肿瘤。小的胆总管囊肿，由于位置深，不易扣及。在感染、疼痛、黄疸发作期肿块增大，好转后肿块又可略缩小。

（三）黄疸

50%病例可出现黄疸，黄疸的深度与胆道梗阻的程度有关，年长儿可出现间歇性黄疸，黄疸出现并加重说明胆总管远端狭窄加重或伴胆道感染。

（四）其他

1.发热和呕吐

疼痛发作时可出现体温上升，达38～39℃，同时还可发生反应性的恶心、呕吐。

2.粪便和尿

黄疸加重时可出现大便颜色变浅，甚至陶土样便，同时尿颜色加深。

3.囊肿穿孔

感染加重可出现严重的并发症，发生囊肿破裂、穿孔，导致胆汁性腹膜炎。

四、诊断

（一）临床表现

如果出现右上腹疼痛、包块和黄疸即可考虑为本病，但婴幼儿往往缺乏主诉，多因家属发现腹部肿块和黄疸就诊，故需借助影像学检查而确定诊断。

（二）实验室检查

肝功能和血、尿淀粉酶检查，主要了解肝、胆、胰的功能状态以及明确黄疸的类型。血白细胞检查了解胆道系统有无感染及程度。

（三）B型超声检查

简单、方便、无痛性检查，可反复动态观察，特别是对发热、腹痛而囊性扩张不重、肿块小而不易扣及病例较为可靠，故应作为小儿胆总管囊肿的首选检查方法。

（四）X线检查

1.腹部X线平片

右上腹可见密度均匀、境界较清楚的软组织阴影，大者可见胃和结肠被推移，少数病例有时见肿块内的钙化和结石影像。

2.钡餐检查

囊肿较大时，正位片见胃受压向左移位，十二指肠前后变薄，肠框扩大，呈弧形压迹；侧位片见胃及十二指肠受压、向前移位。

3.胆道造影

静脉胆道造影由于造影剂在囊肿内被稀释，多不能显示囊肿，但有时可显示肝内的胆管囊肿，目前此项已基本弃用。

经皮肝穿胆道造影（PTC），可显示胆管扩张的部位、程度、胰胆管合流的状态及囊肿远端开口狭窄状态，因此为创伤性检查，小儿基本不用。

内窥镜逆行胰胆管造影（ERCP），同样可显示胰胆管合流的形态类型，胰管、胆管的直径等，但因操作技术条件的要求，目前在小儿开展还不普遍。

术中胆道造影，术中操作方便、准确，显示胰胆管合流的部位及异常情况，有利于手术操作安全，应提倡。

4.放射性核素扫描

常用 ^{99m}Tc-HIDA 作显像剂，可观察肝胆系统的形态与功能，了解胆总管囊肿的大小、形态及排泄状态。

5.电子计算机X射线体层扫描（CT）

明确胆总管囊肿的大小及远端狭窄的情况、肝内胆管是否扩张，以便做好术式选择。

6.核磁共振胆管水成像（MRCP）

较清楚显示胰胆管合流的形态，可替代创伤性的PTC检查。

五、鉴别诊断

小儿胆总管囊肿根据临床表现和体检，再结合B超检查和其他一些辅助检查诊断比较容易，有时也要注意与如下几种疾病相鉴别：

（一）胆道闭锁

起病较早，出生后黄疸持续性加重，大便白陶土色，肝脏肿大，一般先考虑胆道闭锁或新生儿肝炎。体检时肝下无包块，B型超声波和X线检查、MRCP检查有助于明确诊断。

（二）肝包虫囊肿

本病与胆总管囊肿相似在于肝脏部位可触及囊性肿块，局部有轻压痛或不适，感染时可出现黄疸。但肝包虫囊肿多见于畜牧区，其他地区少见，且病程缓慢，B型超声和MRCP检查肿块位于肝内，肝外胆道无扩张，必要时做肝包虫囊液皮内试验和血清补体结合试验可确定并与胆总管囊肿鉴别。

（三）假性胰腺囊肿

肿块位于左上腹，多可有明确的腹部外伤史，黄疸少见，B型超声显示肿块与胰腺关系密切，肝外胆道正常。

（四）腹部肿瘤

特别是位于上腹部囊性畸胎瘤，其次是右肾母细胞瘤和神经母细胞瘤，这些肿瘤可借助 B 型超声检查、CT 和 MRI 检查以及静脉肾盂造影和尿 VMA 等进行诊断和鉴别。

六、治疗

先天性胆总管囊肿一经确诊，均应尽早手术治疗，耽误太久，不但增加患儿的痛苦，也可因胆道感染和梗阻性黄疸进一步加重肝脏的损害。

（一）囊肿外引流术

本术式主要适用于患儿一般情况较差，囊肿大且因急性化脓性胆管炎、阻塞性黄疸、肝功能受损严重、高热不能控制的应急性手术。外引流术包括 B 超引导下套管针穿刺囊肿引流和小剖腹囊肿内置管外引流。根据外引流术后患者身体状况及改善程度，少则半个月，多则 3 个月左右即可考虑做彻底的根治性手术——胆总管囊肿切除、胆道重建术。

（二）囊肿内引流术

1.囊肿十二指肠引流术

本术式简单易操作，手术打击小，几乎无风险和死亡率，但手术后易发上行性胆管炎，且囊肿未切除，容易发生囊肿癌变，目前基本废弃。

2.囊肿空肠 Roux-y 吻合术

本术式利用空肠游离度较大特点，行囊肿空肠吻合后无张力，且"Y"形胆支段一定长度可减少反流的机会，大多数文献报道一般胆支段 35cm 较适宜。虽然此术式上行性胆管炎发生率有减少，但囊肿未切除，其癌变的隐患仍存在，故目前也已很少采用。

3.囊肿切除、胆道重建术

目前认为这是治疗胆总管囊肿的理想方法，其意义在于：①切除囊肿，消除了感染病灶及胆汁潴留场地；②解决了胰胆管合流异常的病理状态，使胰液、胆汁得到了分流，达到了病因治疗；③囊肿切除、胰液及胆汁分流，消除了癌变的基础和隐患；④胆道重建，使胆汁顺畅流入肠道并尽量防止和减少消化液向胆道的反流。

4.腹腔镜下胆总管囊肿切除、胆道重建术

1995 年 Farello 首次报道腹腔镜下胆总管囊肿切除、肝管空肠 Roux-y 吻合术。自此，国内外先后均有相似文献报道，我国目前有文献统计已成功开展 60 余例。但对于既往已行囊肿内引流者、虽然未行内引流术但有反复囊肿感染病史者以及胆管有恶变可能者，在目前不适宜行腹腔镜手术。目前手术多行四孔法，即脐窝内纵行切开腹壁 5mm 或 10mm 切口，也可手术行脐缘下弧形切口，开放式置入 Trocar，形成 1.3～1.6kPa（10～12mmHg）腹压，然后分别于右上腹腋前线的肋缘下、右脐旁腹直肌外缘处和左上腹直肌旁置入 3 个 5mm Trocar，术中可以从各个 Trocar 置入镜头，从不同角度观察胆总管与周围组织的关系，且根据病情可行囊肿穿刺注入 38%泛影葡胺，透视下行胆道造影，准确了解胆管系统和胰管系统的解剖关系以利于指导手术和操作。

腹腔镜手术注意事项如下所述：

（1）切除囊肿时为了避免损伤周围组织，应先切开囊肿前壁，吸出胆汁，敞开囊腔以直视下游离囊壁，囊肿中部，用电凝直视下逐渐横断囊肿后壁，遇与囊肿壁附着的纤维毛细血管束，电凝贴囊壁切断。

（2）游离囊肿远端变细与胰管汇合处，用 4 号丝线结扎胆总管远端，再去除远侧囊壁，防止胰漏。

（3）肝管空肠 Roux-y 吻合与常规开放手术要求相同，但可根据术者的操作熟练程度，为缩短手术时间，有的可在腹腔镜引导下，采用经脐部空肠脱出，按开腹手术吻合肠管，吻合稳妥后仍在腹腔镜引导下放回腹腔。

（4）肝管肠吻合时，肝管修剪要留有足够的长度，口径要尽量大，至少在 1cm 左右，缝线粗细要适宜，过粗对组织损伤大，过细容易断裂，4 号可吸收缝线较适宜。

（5）巨大囊肿切除后有时渗血创面较大，可叠加缝合几次以减少出血，但需特别谨慎防止叠加缝合进针过深损伤门静脉。

（6）手术结束前要关闭各个系膜孔，防止术后内疝。

（7）关腹前先冲洗腹腔，观察各创面有无活动性出血，从右侧腹 Trocar 孔导入一根引流管于 winslow 孔。

（8）最后关腹时逐渐减低腹腔压力，无出血后再全部放出腹腔气体，去除 Trocar，根据切口情况可缝合或黏合腹壁切口。

第四节 原发性腹膜炎

原发性腹膜炎系指腹腔内无原发性病灶的细菌性腹膜炎。以 5～10 岁女孩多见，男性与女性的比例约为 1∶3。本病与腹腔内脏器的化脓性炎症或穿孔继发的腹膜炎不同。

一、病因

本病多起源于菌血症，侵入腹腔途径不易找到。病史中常有上呼吸道感染、扁桃体炎史。常见的病原菌为肺炎双球菌、溶血性链球菌，少数为大肠杆菌、克雷白杆菌和淋球菌。其感染途径有如下几种：

（1）血行性感染，多数学者认为血行性感染的可能性最大，如继发于急性呼吸道感染、扁桃体炎。

（2）有时从腹腔渗液及生殖道分泌液的培养中有同种细菌生长，因而也有人推测本病可能由生殖道逆行感染引起。

（3）因肾病、肝病产生的腹腔积液有细菌感染之可能，此时患儿免疫力低下，腹腔积液成为细菌的培养基。

（4）胸膜炎等胸部感染，通过淋巴道向腹腔扩散。

（5）肠道感染，肠道细菌感染有可能成为感染源，细菌由肠腔经肠壁移行到腹腔。

二、病理

细菌感染后血管扩张，腹膜充血、水肿，腹膜渗出液混浊，内含大量白细胞、坏死组织和细菌，继而形成脓液。脓液中有大量凝固的纤维蛋白素，纤维蛋白沉积在肠壁间引起纤维性肠粘连。病原菌决定粘连的轻重，肺炎球菌感染纤维素产生最多，容易引起粘连。

弥漫性腹膜炎损失大量体液，患儿有脱水、血容量减少，严重的腹膜感染吸收大量毒素造成毒血症。

三、临床表现

患儿有急性病容，脉搏细弱，面色苍白，神志模糊，寒战、发热，体温可高达 39～40℃，早期多有黏液性腹泻。白细胞计数可达（15～20）×10⁹/L，中性粒细胞达 90% 以上。早期腹部平坦，轻度紧张，有广泛压痛。随着病情的发展腹部逐渐膨隆，有全腹压痛和腹肌紧张，肠鸣音消失。病情恶化后肠内容物积滞，肠管扩张加重，肠腔严重胀气。

腹痛大多突然发生，阵发性加重，腹痛部位开始不固定，很快蔓延至全腹。呕吐频繁，盆腔炎症可引起尿频和腹泻，直肠前壁有触痛但无肿物，直肠前壁温度较高。女孩注意外阴有无脓性分泌物并做培养。

肝、肾病并发的原发性腹膜炎症状较轻，脐部感染或败血症引起的腹膜炎有腹壁红肿，腹壁静脉怒张，阴囊肿胀，脐部分泌少量脓液。抗生素治疗后腹部症状可能减轻，很少形成局限性脓肿。

四、诊断及鉴别诊断

（一）诊断

诊断依靠病史和典型的腹部体征，如突然发生的剧烈腹痛和高热。病情严重者有中毒性休克，对外界刺激的反应减退。有肝、肾病者并发腹部症状，更应考虑原发性腹膜炎。腹部 X 线平片显示小肠胀气，双侧腹壁脂肪线消失，有时可见积液阴影。

腹腔穿刺液混浊，无臭味，与继发性腹膜炎的渗液迥然不同。腹腔渗液涂片检查可以找到肺炎双球菌和溶血性链球菌。大量应用抗生素后涂片或培养可得阴性结果。细菌培养应同时进行厌氧菌培养。

（二）鉴别诊断

1.继发性腹膜炎

继发性腹膜炎是原发疾病的继续和发展，发病过程表现不一，发病原因可概括如下：①炎症和感染，如急性阑尾炎、急性胰腺炎、坏死性肠炎等；②消化道急性穿孔；③绞窄性肠梗阻；④血管闭塞性疾病，如肠系膜血栓栓塞；⑤腹腔内出血、肝脾恶性肿瘤破裂；⑥外伤；⑦医源性胃肠吻合口瘘。根据病史、典型体征及辅助化验检查，可诊断出引起继发性腹膜炎的原发病。

2.肺炎

以胸部征象为主，呼吸窘迫，鼻翼煽动，面部潮红，腹部体征轻微，腹肌紧张不明显，X 线透视可见肺部病变。

3.中毒性菌痢

腹部症状与原发性腹膜炎相似，腹部压痛而无腹肌紧张，腹泻次数增多，粪便带黏液和脓血，应做细菌培养。

4.急性出血性坏死性肠炎

发病急骤，表现为腹痛、腹泻、便血及中毒症状。尤其腹泻大便如洗肉水或"赤豆汤"。诊断困难，不能排除阑尾炎或其他继发性腹膜炎时应剖腹探查。

第五节　脐疝

脐疝是肠管/大网膜等结构从脐环脱出形成的腹壁疝，是一种先天性脐发育缺陷性疾病，随年龄的增长，程度减轻，大多数病例可在 2 岁以内自愈，少数不能自愈需手术治疗。

一、病因

本病发生于脐部，与脐部特点有关。在胚胎期，脐环下半部通过两根脐动脉和脐尿管，脐环上半部通过脐静脉，出生后这些管道均闭塞而变成纤维索带。脐带脱落后脐部形成瘢痕与上述结构形成索带相连。由于上述结构的存在使腹部肌肉和筋膜在脐孔处留有缺损，在腹部压力增加的情况下如患儿呕吐、咳嗽、腹泻、便秘等，肠管可通过薄弱区膨出而形成脐疝。

二、病理

脐疝时脐环扩大，腹膜向外膨出于脐部皮下，直径 1～2cm，少数可达 3～5cm，疝内容物多为小肠、大网膜。

三、诊断及鉴别诊断

脐部有可复性肿物，哭闹时胀满，安静时消失，检查脐环扩大，即可诊断。

鉴别诊断应注意脐疝的同时有无引起本病的诱因，如难治性便秘、腹部及盆腔肿瘤、腹腔积液等，应做相应的检查予以鉴别，以指导正确地全面治疗。

四、治疗方案及原则

（一）非手术治疗

婴儿脐环在出生后将逐渐缩小，1～2 年内完全闭合。除发生嵌顿、穿破等紧急情况，小儿 2 岁前可采用非手术治疗。为了避免疝块逐渐增大，有利于脐环闭合，可用胶布粘贴或硬物覆盖脐环防止疝块突出至少半年。

（二）手术治疗

2 岁后脐环直径大于 1.5cm 可行手术治疗。原则上 5 岁以上儿童的脐疝均应采取手术治疗。一般在 2 岁以后，如有疝内容物与疝囊粘连者或有嵌顿史时应及时手术。

基础或全麻下取脐孔下方半圆形切口，切开脐下方皮肤，游离疝囊，将疝囊切除，缝合腹膜，然后以粗丝线或尼龙线缝合腹部白线将两侧腹直肌拉拢，逐层缝合皮下及皮肤，然后用切口拉膜做减张粘贴。

五、预后

手术治疗效果较好，很少复发。但非手术治疗时应加强脐部护理，防止压迫损伤脐部菲薄的组织而导致严重的后果。

第十章 呼吸系统疾病

第一节 支气管哮喘

支气管哮喘是一种以嗜酸性粒细胞、肥大细胞、T细胞等多种炎性细胞参与的气道慢性炎症性疾病，患者气道具有对各种激发因子刺激的高反应性。临床以反复发作性喘息、呼吸困难、胸闷或咳嗽为特点。常在夜间和（或）清晨发作或加剧，多数患者可自行缓解或治疗后缓解。

一、病因

（一）遗传因素

遗传过敏体质（特异反应性体质，Atopy-特应质）与本病的形成关系很大，多数患儿有婴儿湿疹、过敏性鼻炎和（或）食物（药物）过敏史。本病多数属于多基因遗传病，遗传度70%～80%，家族成员中气道的高反应性普遍存在，双亲均有遗传基因者哮喘患病率明显增高。国内报道约20%的哮喘患儿家族中有哮喘患者。

（二）环境因素

1.感染

最常见的是呼吸道感染。其中主要是病毒感染，如呼吸道合胞病毒、腺病毒、副流感病毒等，此外支原体、衣原体以及细菌感染都可引起。

2.吸入过敏原

如灰尘、花粉、尘螨、烟雾、真菌、宠物、蟑螂等。

3.食入过敏原

主要是摄入异类蛋白质如牛奶、鸡蛋、鱼、虾等。

4.气候变化

气温突然下降或气压降低，刺激呼吸道，可激发哮喘。

5.运动

运动性哮喘多见于学龄儿童，运动后突然发病，持续时间较短。病因尚未完全明了。

6.情绪因素

情绪过于激动，如大笑、大哭引起深吸气，过度吸入冷而干燥的空气可激发哮喘。另外情绪紧张时也可通过神经因素激发哮喘。

7.药物

如阿司匹林可诱发儿童哮喘。

二、发病机制

70年代和80年代初的"痉挛学说"，认为支气管平滑肌痉挛导致气道狭窄是引起哮喘的唯一原因，因而治疗的宗旨是解除支气管痉挛。80年代和90年代初的"炎症学说"，认为哮喘发作的重要机制是炎性细胞浸润，炎性介质引起黏膜水肿，腺体分泌亢进，气道阻塞。因此，在治疗时除强调解除支气管平滑肌痉挛外，还要针对气道的变应性炎症，应用抗炎药物。这是对发病机制认识的一个重大进展。过敏原进入机体可引发两种类型的哮喘反应。

（一）速发型哮喘反应

进入机体的抗原与肥大细胞膜上的特异性 IgE 抗体结合，而后激活肥大细胞内的一系列酶促反应，释放多种介质，引起支气管平滑肌痉挛而发病。患儿接触抗原后 10min 内产生反应，10～30min 达高峰，1～3h 过敏原被机体清除，自行缓解，往往表现突发突止。

（二）迟发型哮喘反应

过敏原进入机体后引起变应性炎症，嗜酸性粒细胞、中性粒细胞、巨噬细胞等浸润，炎性介质释放，一方面使支气管黏膜上皮细胞受损、脱落，神经末梢暴露，另一方面使肺部的微血管通透性增加、黏液分泌增加，阻塞气道，使呼吸道狭窄，导致哮喘发作。患儿在接触抗原后一般 3h 发病，数小时达高峰。24h 后过敏原才能被清除。

此外，无论轻病人或是急性发作的病人，其气道反应性均高，都可有炎症存在，而且这种炎症在急性发作期和无症状的缓解期均存在。

三、临床表现

起病可急可缓。婴幼儿常有 1～2d 的上呼吸道感染表现，年长儿起病较急。发作时患儿主要表现为严重的呼气性呼吸困难，严重时端坐呼吸，患儿焦躁不安，大汗淋漓，可出现发绀。肺部检查可有肺气肿的体征：两肺满布哮鸣音（有时不用听诊器即可听到），呼吸音减低。部分患儿可闻及不同程度的湿啰音，且多在发作好转时出现。

根据年龄及临床特点分为婴幼儿哮喘、儿童哮喘和咳嗽变异性哮喘。

哮喘持续发作超过 24h，经合理使用拟交感神经药物和茶碱类药物，呼吸困难不能缓解者，称之为哮喘持续状态。但需要指出，小儿的哮喘持续状态不应过分强调时间的限制，而应以临床症状持续严重为主要依据。

四、辅助检查

（一）血常规

白细胞大多正常，若合并细菌感染可增高，嗜酸性粒细胞增高。

（二）血气分析

一般为轻度低氧血症，严重病人伴有二氧化碳潴留。

（三）肺功能检查

呼气峰流速减低，指肺在最大充满状态下，用力呼气时所产生的最大流速；1s 最大呼气量降低。

（四）过敏原测定

可作为发作诱因的参考。

（五）X 线检查

在发作期间可见肺气肿及肺纹理增重。

五、诊断

支气管哮喘可通过详细询问病史作出诊断。不同类型的哮喘诊断条件如下：

（一）婴幼儿哮喘

（1）年龄小于 3 岁，喘憋发作不低于 3 次。

（2）发作时双肺闻及以呼气相为主的哮鸣音，呼气相延长。

（3）具有特异性体质，如湿疹、过敏性鼻炎等。

（4）父母有哮喘病等过敏史。

（5）除外其他疾病引起的哮喘。

符合（1）（2）（5）条即可诊断哮喘；如喘息发作 2 次，并具有（2）（5）条诊断可疑哮喘或喘息性支气管炎；若同时有（3）和/或（4）条者，给予哮喘诊断性治疗。

（二）儿童哮喘

（1）年龄不低于 3 岁，喘息反复发作。

（2）发作时双肺闻及以呼气相为主的哮鸣音，呼气相延长。

（3）支气管舒张剂有明显疗效。

（4）排除其他可致喘息、胸闷和咳嗽的疾病。

疑似病例可选用 1‰肾上腺素皮下注射，0.01mL/kg，最大量不超过每次 0.3mL，或用沙丁胺醇雾化吸入，15min 后观察，若肺部哮鸣音明显减少，或 FEV，上升不低于 15%，即为支气管舒张试验阳性，可诊断支气管哮喘。

（三）咳嗽变异性哮喘

各年龄均可发病。①咳嗽持续或反复发作超过 1 个月，特点为夜间（或清晨）发作性的咳嗽，痰少，运动后加重，临床无感染征象，或经较长时间的抗生素治疗无效；②支气管扩张剂可使咳嗽发作缓解（基本诊断条件）；③有个人或家族过敏史，过敏原皮试可阳性（辅助诊断条件）；④气道呈高反应性，支气管舒张试验阳性（辅助诊断条件）；⑤除外其他原因引起的慢性咳嗽。

六、鉴别诊断

（一）毛细支气管炎

此病多见于 1 岁以内的婴儿，病原体为呼吸道合胞病毒或副流感病毒，也有呼吸困难和喘鸣，但其呼吸困难发生较慢，对支气管扩张剂反应差。

（二）支气管淋巴结核

可引起顽固性咳嗽和哮喘样发作，但阵发性发作的特点不明显，结核菌素试验阳性，X 线检查有助于诊断。

（三）支气管异物

患儿会出现哮喘样呼吸困难，但患儿有异物吸入或呛咳史，肺部 X 线检查有助于诊断，纤维支气管镜检可确诊。

七、治疗

（一）治疗原则

坚持长期、持续、规范、个体化的治疗原则。

1.发作期

快速缓解症状、抗炎、平喘。

2.持续期

长期控制症状、抗炎、降低气道高反应性、避免触发因素、自我保健。

（二）发作期治疗

1.一般治疗

注意休息，去除可能的诱因及致敏物。保持室内环境清洁，适宜的空气湿度和温度，良好的通风换气和日照。

2.平喘治疗

（1）肾上腺素能β₂受体激动剂：松弛气道平滑肌，扩张支气管，稳定肥大细胞膜，增加气道的黏液纤毛清除力，改善呼吸肌的收缩力。①沙丁胺醇（salbutamol，柳丁氨醇，喘乐宁）气雾剂每揿 $100\mu g$。每次 1～2 揿，每日 3～4 次。0.5%水溶液每次 0.01～0.03mL/kg，最大量 1mL，用 2～3mL 生理盐水稀释后雾化吸入，重症患儿每 4～6h 一次。片剂每次 0.1～0.15mg/kg，每天 2～3 次。或小于 5 岁每次 0.5～1mg，5～14 岁每次 2mg，每日 3 次。②博利康尼（brethine，特布他林，terbutaline）每片 2.5mg，1～2 岁每次 1/4～1/3 片，3～5 岁每次 1/3～2/3 片，6～14 岁每次 2/3～1 片，每日 3 次。③其他 z 受体激动剂，如美喘清等。

（2）茶碱类：氨茶碱口服每次 4～5mg/kg，每 6～8h 一次，严重者可静脉给药，应用时间长者，应监测血药浓度。

（3）抗胆碱类药：可抑制支气管平滑肌的 M 样受体，引起支气管扩张，也能抑制迷走神经反射所致的支气管平滑肌收缩。以 m^2 受体阻滞剂更为有效。可用溴化羟异丙托品，对心血管系统作用弱，用药后峰值出现在 30～60min，其作用部位以大中气道为主，而β₂受体激动剂主要作用于小气道，故两种药物有协同作用。气雾剂每揿 $20\mu g$，每次 1～2 揿，每日 3～4 次。

3.肾上腺皮质激素的应用

肾上腺皮质激素可以抑制特应性炎症反应，减低毛细血管通透性，减少渗出及黏膜水肿，降低气道的高反应性，故在哮喘治疗中的地位受到高度重视。除在严重发作或持续状态时可予短期静脉应用地塞米松或氢化可的松外，多主张吸入治疗。常用的吸入制剂有：①丙酸培氯松气雾剂（BDP）：每揿 $200\mu g$。②丙酸氟替卡松气雾剂（FP）：每揿 $125\mu g$。以上药物根据病情每日 1～3 次，每次 1～2 揿。现认为每日 200～$400\mu g$ 是很安全的剂量，重度年长儿可达到 600～$800\mu g$，病情一旦控制，可逐渐减少剂量，疗程要长。

4.抗过敏治疗

（1）色甘酸钠：能稳定肥大的细胞膜，抑制释放炎性介质，阻止迟发性的变态反应，抑制气道的高反应性。气雾剂每揿 2mg，每次 2 揿，每日 3～4 次。

（2）酮替芬：为碱性抗过敏药，抑制炎性介质释放和拮抗介质，改善β受体功能。对儿童哮喘疗效较成人好，对已发作的哮喘无即刻止喘作用。每片 1mg。小儿每次 0.25～0.5mg，1～5 岁 0.5mg，5～7 岁 0.5～1mg，7 岁以上 1mg，每天 2 次。

5.哮喘持续状态的治疗

哮喘持续状态是支气管哮喘的危症，需要积极抢救治疗，否则会因呼吸衰竭导致死亡。

（1）一般治疗：保证液体入量。因机体脱水时呼吸道分泌物黏稠，阻塞呼吸道使病情加重。一般补 1/5～1/4 张液即可，补液的量根据病情决定，一般 24h 液体需要量为 1000～1200mL/m²。如有代谢性酸中毒，应及时纠正，注意保持电解质平衡。如患儿烦躁不安，可适当应用镇静剂，但应避免使用抑制呼吸的镇静剂（如吗啡、哌替啶）。如合并细菌感染，应用抗生素。

（2）吸氧：保证组织细胞不发生严重缺氧。

（3）迅速解除支气管平滑肌痉挛：静脉应用氨茶碱，肾上腺皮质激素，超声雾化吸入沙丁胺醇。若经上述治疗仍无效，可用异丙肾上腺素静脉滴注，剂量为 0.5mg 加入 10%葡萄糖 100mL 中（5μg/mL），开始以每分钟 0.1μg/kg 缓慢静点，在心电图及血气监测下，每 15～20min 增加 0.1μg/kg，直到氧分压及通气功能改善，或达 6μg/（kg·min），症状减轻后，逐渐减量维持用药 24h。如用药过程中心率达到或超过 200 次/分或有心律失常应停药。

（4）机械通气：严重病人应用呼吸机辅助呼吸。

（三）缓解期治疗及预防

（1）增强抵抗力，预防呼吸道感染，可减少哮喘发病的机会。

（2）避免接触过敏原。

（3）根据不同情况选用适当的免疫疗法，如转移因子、胸腺肽、脱敏疗法、气管炎菌苗、死卡介苗。

（4）可用丙酸培氯松吸入，每日不超过 400μg，长期吸入，疗程达 1 年以上；酮替芬用量同前所述，疗程 3 个月；色甘酸钠长期吸入。

总之，哮喘是一种慢性疾病，仅在发作期治疗是不够的，需进行长期的管理，提高对疾病的认识，配合防治、控制哮喘发作、维持长期稳定，提高患者生活质量，这是一个非常复杂的系统工程。

第二节　脓气胸

小儿脓气胸大多数继发于肺部感染如肺炎、脓胸，特别是婴幼儿较多见。肺炎或脓胸可使肺部边缘的肺泡或小支气管破裂，形成支气管瘘，以至胸膜腔与支气管系统相互通过，成为气胸。如胸膜腔内有脓液，即为脓气胸。小婴儿患肺炎时，肺内小脓肿极易穿破入胸腔而成脓气胸。多继发肺部感染如肺炎、肺脓肿和败血症。此病多为金黄色葡萄球菌肺炎的并发症。多发生在 2 岁以下。

一、诊断依据

（一）症状

可有肺炎及急性感染病史。肺炎等感染病好转后紧接着出现高热及其他中毒症状，伴有呼吸困难、频咳、胸痛等症状时，应想到本病的可能。

（二）体征

（1）体温升高，急性呈弛张热。

（2）呼吸困难、呼吸次数增加，偶有紫绀。

（3）重症，病程长时可有消瘦、贫血及杵状指（趾）。

（4）气管向健侧移位。

（5）病侧胸廓较饱满，肋间隙变宽，呼吸运动减弱，触诊时语颤减低或无；叩诊浊或呈实音；听诊呼吸音明显减低。由葡萄球菌感染引起者，易出现脓气胸，此时上胸部叩诊呈鼓音、下胸部叩诊浊音。

（6）肝脏肿大，可因感染和膈肌下移所致。

（三）辅助检查

（1）X线胸部检查，可见胸腔积液，肋膈角消失，液平（脓气胸）。纵隔及心脏移位，若有包裹性积液可有圆形或卵圆形阴影。

（2）血红蛋白、红细胞减少，白细胞及中性粒细胞明显增高，并见中毒颗粒。

（3）胸腔穿刺可抽出脓液，是肯定诊断的依据，脓液性状与病原学有关。葡萄球菌引起者，脓极黏稠；肺炎球菌引起者脓液稠厚呈黄色；链球菌引起者，脓液稀薄淡黄色；厌氧菌引起者，脓液有臭气。培养和涂片可找致病菌，细胞增高等。

二、治疗指南

（1）一般治疗。

休息，高蛋白、高热量饮食，补充维生素 B_1、维生素 C 等支持疗法，如输血和复方氨基酸等。

（2）控制感染。

选用适当抗生素如青霉素加链霉素，或红霉素加卡那霉素或庆大霉素等。视病原而定，如疑金黄色葡萄球菌感染可用红霉素、卡那霉素、新型青霉素Ⅱ、先锋霉素等，疗程至少 1 个月，同时加用地塞米松或氢化可的松,静脉滴注以减轻中毒症状、退热、减少胸膜　　粘连。

（3）反复多次胸腔穿刺抽脓，每天或隔天 1 次，直至脓液消失。如脓液黏稠可注入生理盐水冲洗，冲洗后可注入青霉素 10 万～20 万单位、激素、α-糜蛋白酶，以便使脓液稀释。

（4）脓液多、穿刺抽脓困难时，宜及早行闭式引流。指征是：①脓气胸伴有中毒症状者；②脓液黏稠经穿刺数次排脓不畅，而呼吸困难，中毒症状未缓解者；③胸壁已并发感染者；④内科治疗 1 个月，临床症状未见好转，或病灶呈包裹性，穿刺引流困难者。其引流方法有在腋中线 7～8 肋间单管排脓，也可同时在前胸 2 肋间排气双管引流，以加速治疗效果。

第三节　肺脓肿

肺脓肿是化脓性细菌引起肺实质炎变、坏死和液化。致病菌主要有金黄色葡萄球菌、肺炎链球菌、流感嗜血杆菌、链球菌、厌氧菌、大肠杆菌、克雷伯杆菌、绿脓杆菌等。多数是需氧菌和厌氧菌的复合感染。

肺脓肿见于任何年龄。按发生原因或感染途径可以分为原发性肺脓肿（吸入性肺脓肿）、血源性肺脓肿和继发性肺脓肿。

按病程又可以分为急性肺脓肿和慢性肺脓肿。

继发性肺脓肿主要继发于小儿肺炎，少数可由邻近组织化脓病灶如肝脓肿、膈下脓肿、脓胸蔓延至肺部，气道异物继发感染，细菌污染的分泌物、呕吐物被吸入下呼吸道，以及肺吸虫、蛔虫及阿米巴所引起。

一、诊断精要

1.临床表现

（1）吸入性肺脓肿

大多数为急性起病，有高热、畏寒、咳嗽和咳黏液性或黏液脓性痰。炎症波及胸膜可有胸痛，若病变范围广泛则有呼吸困难，全身症状有全身乏力、食欲不振等。1～2周后脓肿破入支气管，咳嗽加重，痰量增加。有脓痰并有臭味，常痰中带血或咯血。随着大量脓痰咳出，发热和全身中毒症状改善。若治疗不及时和治疗不当，可发展为慢性肺脓肿。

（2）血源性肺脓肿

继发于脓毒血症，是全身感染的肺部迁徙灶，有发热、畏寒、咳嗽、咳脓痰，痰量不多，很少有臭味、咯血。

（3）继发性肺脓肿

多见于小儿肺炎、气道异物及呕吐物吸入，少数由肺邻近组织化脓性病灶等基础疾病所致。起病多隐匿，发热无定型，以弛张热或持续高热多见，可伴畏寒，咳嗽为阵发性，咳黏液痰或黏液脓性痰，早期痰不多；当脓肿破溃到支气管时，咳出多量脓痰可有臭味，可能为厌氧菌感染，部分痰中带血或咯血。婴幼儿往往有呼吸困难。

2.体征

与肺脓肿的大小、部位有关。

（1）病变小或位于肺的深部可无肺部异常体征。

（2）脓肿较大且周围有显著炎症，局部可叩浊、语颤音增强、呼吸音减低；若脓腔接近胸壁可闻及管状呼吸音。合并脓胸时可有胸腔积液相应体征。

3.实验室检查

（1）辅助检查。

急性期白细胞总数增加、中性粒细胞增多。慢性期白细胞总数正常，常伴有贫血、低蛋白血症及血沉增高。

（2）特殊检查。

①病原学。痰涂片染色有一定参考价值。痰培养应同时做需氧菌和厌氧菌培养。需氧菌阴性，但涂片找到细菌，提示为厌氧菌感染。

②影像学。肺脓肿的X线征象因病程、脓肿部位、大小、与支气管通畅、周围炎症病变、有无胸膜并发症而异。吸入性急性肺脓肿显示大片状阴影中央出现脓腔，腔内有液平，周围有浓密炎症浸润。慢性肺脓肿其脓腔壁增厚，内壁不整，液平较少，周围炎症消散不完全。血源性肺脓肿多呈单发或多发性结节，或团块影，边缘整齐；当脓腔形成可见液平，炎症吸收后可见肺气肿。

4.鉴别诊断

本病应与脓胸、肺大疱、肺结核、支气管扩张伴感染等疾病相鉴别。

（1）脓胸。常由金黄色葡萄球菌引起，临床表现高热不退、呼吸困难、患侧呼吸运动受限，语颤减弱，叩浊音、呼吸音降低。积脓较多时，患侧肋间隙饱满，纵隔和气管向健侧移位。胸部X线显示患侧膈角变钝，呈反抛物线阴影。胸腔穿刺可抽出脓液。

（2）肺大疱。多见于金黄色葡萄球菌肺炎后，由于细支气管形成活瓣性部分阻塞，气体进的多、出的少或只进不出，肺泡扩大，破裂而形成肺大疱，可一个或多个，体积小者无症状，体积大者可引起呼吸困难，X线可见薄壁空洞。

（3）肺结核。肺脓肿与结核瘤、空洞型肺结核和干酪性肺炎相混，肺结核多数病程长，有结核接触史，PPD 皮试及血 PPD 抗体阳性，痰液涂片及培养找到结核菌，X 线肺部显示肺结核空洞周围有浸润影，一般无液平面，常有同侧或双侧结核播散病灶。

（4）支气管扩张伴感染。有长期咳嗽或结核病史，清晨起床后大量咳痰，肺 X 线、CT、支气管造影可进一步明确诊断。

二、治疗精要

治疗原则：抗生素治疗强调早期、联合、大剂量用药，辅以体位引流排脓痰。

1.药物治疗

大剂量青霉素（10～30）×10^{4}U/（kg·d），分 3～4 次静注，联合甲硝唑 20～25mg/（kg·d），每天 3 次或克林霉素 30～40mg/（kg·d），分 2～3 次。

头孢菌素类如头孢拉定（先锋Ⅵ）0.1～0.3g/（kg·d），分 3～4 次静滴。

氨苄西林（氨苄西林钠）0.1～0.15g/（kg·d），分 3～4 次静滴。

头孢唑啉钠（头孢菌素Ⅴ）0.05～0.1g/（kg·d），分 3～4 次静滴。

头孢噻肟钠（头孢氨噻肟钠）0.1～0.15g/（kg·d），分 2～3 次静滴。

万古霉素 20～40mg/（kg·d），分 2～4 次静滴。

泰能（伊米配能/西司他丁钠）50～60mg/（kg·d），分 3～4 次静注或静滴。

可根据痰细菌培养及敏感试验选用抗生素，对耐青霉素酶的金黄色葡萄球菌可选用耐青霉素酶的半合成青霉素，如新青霉素Ⅱ或第一代头孢菌素，如头孢西丁钠（头孢菌素Ⅰ）0.05～0.15g/（kg·d），分 2～3 次静滴。头孢氨苄（头孢菌素Ⅳ）0.05～0.1g/（kg·d），分 3～4 次静滴。甚至万古霉素、泰能。

除全身用药外，还可用抗生素液雾化吸入或自气管滴注抗生素或经支气管动脉插管灌注抗生素治疗。

2.物理治疗

适当休息，营养、支持治疗外，应加强痰液引流，可用祛痰药（沐舒坦）、气道湿化和体位引流。

3.手术治疗

多数不需要手术治疗，对慢性肺脓肿，并发脓胸和支气管胸膜瘘、反复大量咯血者，才考虑手术。

三、处方选择

（1）处方 1：青霉素（10～30）×10^{4}U/（kg·d）+甲硝唑 20～25mg/（kg·d），分 3 次，静滴；或青霉素（10～30）×10^{4}U（kg·d）+克林霉素 30～40mg/（kg·d），分 3 次，静滴。

（2）处方 2：头孢唑啉钠（头孢霉素Ⅴ）0.05～0.1g/（kg·d）+头孢西丁（头孢甲氧噻吩）0.05～0.1g/（kg·d），分 3 次，静滴。

（3）处方 3：万古霉素 20～40mg/（kg·d），分 2～4 次，静滴；或泰能 50～60mg/（kg·d），分 3～4 次，静滴或静注。

四、经验指导

1.肺脓肿的 X 线检查

是诊断的关键，尽量每隔 1～2 周检查 1 次，追踪病变过程，及时判断治疗效果。

2.脓痰涂片

有一定的参考价值，痰的培养应同时做需氧菌和厌氧菌培养，需氧菌培养阴性，涂片查见细菌，提示厌氧菌感染。

3.抗生素治疗

强调早期、联合、系统性用药，根据痰细菌培养及敏感试验，选用敏感的抗生素至关重要，疗程 4～6 周或数月。

4.体位引流

可作为有效的辅助治疗手段。

第十一章 血液系统疾病

第一节 营养性贫血

一、缺铁性贫血

缺铁性贫血是由于体内贮铁不足致使血红蛋白合成减少而引起的一种低色素小细胞性贫血，又称为营养性小细胞性贫血。这是小儿时期最常见的一种贫血，多见于6个月至2岁的婴幼儿。

（一）病因及发病机制

1.铁在体内的代谢

铁是合成血红蛋白的重要原料，也是多种含铁酶（如细胞色素C、单胺氧化酶、琥珀酸脱氢酶等）中的重要物质。人体所需要的铁来源有两个：①衰老的红细胞破坏后所释放的铁，约80%被重新利用，20%贮存备用；②自食物中摄取：肉、鱼、蛋黄、肝、肾、豆类、绿叶菜等含铁较多。食物中的铁以二价铁形式从十二指肠及空肠上部被吸收，进入肠黏膜后被氧化成三价铁，一部分与细胞内的去铁蛋白结合成铁蛋白，另一部分通过肠黏膜细胞入血，与血浆中的转铁蛋白结合，随血循环运送到各贮铁组织，并与组织中的去铁蛋白结合成铁蛋白，作为贮存铁备用。通过还原酶的作用，铁自铁蛋白中释出，并经氧化酶作用氧化成为三价铁，再与转铁蛋白结合，转运至骨髓造血，在幼红细胞内与原卟啉结合形成血红素，后者再与珠蛋白结合形成血红蛋白。正常小儿每日铁的排泄量极微，不超过15μg/kg。小儿由于不断生长发育，铁的需要量较多，4个月至3岁每日约需由食物补充元素铁0.8～1.5mg/kg。各年龄小儿每日摄入元素铁总量不宜超过15mg。

2.导致缺铁的原因

（1）先天贮铁不足：足月新生儿自母体贮存的铁及生后红细胞破坏释放的铁足够生后3～4个月造血之需，如因早产、双胎、胎儿失血（如胎儿向母体输血，或向另一孪生胎儿输血）以及母亲患严重缺铁性贫血均可使胎儿贮铁减少。出生后延迟结扎脐带，可使新生儿贮铁增多（约增加贮铁40mg）。

（2）食物中铁摄入量不足：为导致缺铁的主要原因。人乳、牛乳中含铁量均低（小于0.2mg/dl）。长期以乳类喂养、不及时添加含铁较多的辅食者，或较大小儿偏食者，易发生缺铁性贫血。

（3）铁自肠道吸收不良：食物中铁的吸收率受诸多因素影响，动物性食物中铁约10%～25%被吸收，人乳中铁50%、牛乳中铁10%被吸收，植物性食物中铁吸收率仅约1%。维生素C、果糖、氨基酸等有助于铁的吸收。但食物中磷酸、草酸、鞣酸（如喝浓茶）等可减少铁的吸收。此外，长期腹泻、呕吐、胃酸过少等均可影响铁的吸收。

（4）生长发育过快：婴儿期生长快，早产儿速度更快，随体重增长血容量也增加较快，较易出现铁的不足。

（5）铁的丢失过多：如因对牛奶过敏引起小量肠出血（每天可失血约0.7mL），或因肠息肉、膈疝、肛裂、钩虫病等发生慢性小量失血，均可使铁的丢失过多而导致缺铁（每失血1mL损失铁0.5mg）。

（6）铁的利用障碍：如长期或反复感染可影响铁在体内利用，不利于血红蛋白的合成。

3.缺铁对各系统的影响

（1）血液：不是体内一有缺铁即很快出现贫血，而是要经过 3 个阶段：①铁减少期（ID）：体内贮铁虽减少，但供红细胞合成血红蛋白的铁尚未减少。②红细胞生成缺铁期（IDE）：此期红细胞生成所需铁已不足，但血红蛋白尚不减少。③缺铁性贫血期（IDA）：此期出现低色素小细胞性贫血。

（2）其他：肌红蛋白合成减少。由于多种含铁酶活力降低，影响生物氧化、组织呼吸、神经介质的分解与合成等，使细胞功能紊乱，引起皮肤黏膜损害、精神神经症状以及细胞免疫功能降低等。

（二）临床表现

1.一般表现

起病缓慢。逐渐出现皮肤、黏膜苍白，甲床苍白，疲乏无力，不爱活动，年长儿可诉头晕、耳鸣。易患感染性疾病。

2.髓外造血表现

常见肝、脾、淋巴结轻度肿大。

3.其他系统症状

食欲减退，易有呕吐、腹泻、消化功能不良，可有异食癖（如喜食泥土、墙皮等）。易发生口腔炎。常有烦躁不安或萎靡不振，精力不集中，智力多低于同龄儿。明显贫血时呼吸、心率加快，甚至引起贫血性心脏病。

（三）实验室检查

1.血象

血红蛋白降低比红细胞减少明显，呈小细胞低色素性贫血，血涂片可见红细胞大小不等，以小细胞为主，中心浅染区扩大。网织红细胞、白细胞、血小板大致正常。

2.骨髓象

幼红细胞增生活跃，以中、晚幼红细胞增生为主。各期红细胞均较小，胞浆量少，染色偏蓝。其他系列细胞大致正常。

3.铁代谢检查

（1）血清铁蛋白（SF）：缺铁的 ID 期即降低（小于 12μg/L），IDE、IDA 期更明显。

（2）红细胞游离原卟啉（FEP）：IDE 期增高（大于 0.9μmol/L 或大于 50μg/dl）。

（3）血清铁（SI）、总铁结合力（TIBC）：IDA 时 SI 降低（小于 9.0～10.7μmol/L 或小于 50～60μg/dl），TIBC 增高（大于 62.7μmol/L 或大于 350g/dl）。

（4）骨髓可染铁：骨髓涂片用普鲁蓝染色镜检，细胞外铁颗粒减少，铁粒幼细胞减少（小于 15%）。

（四）诊断

根据临床表现、血象特点结合喂养史，一般可作出诊断。必要时可做骨髓检查。铁代谢的生化检查有确诊意义，铁剂治疗有效可证实诊断。异常血红蛋白病、地中海贫血、铁粒幼红细胞性贫血等也可表现为低色素小细胞性贫血，应注意鉴别。

（五）治疗

1.一般治疗

加强护理，改善喂养，合理安排饮食，纠正不合理的饮食习惯。避免感染，治疗引起慢性失血的疾病。

2.铁剂治疗

为特效疗法。口服铁剂宜选用二价铁盐，因其比三价铁易于吸收。常用铁剂有硫酸亚铁（含元素铁 20%）、富马酸亚铁（含元素铁 33%）、葡萄糖酸亚铁（含元素铁 11%）等。每日口服元素铁 4～6mg/kg，分 3 次于两餐之间口服。同时服用维生素 C 以促进铁的吸收。一般于服药 3～4d 后网织红细胞上升，7～10d 达高峰，其后血红蛋白上升，约 3～4 周内贫血可望纠正，但仍需继续服药 2 个月左右，以补充储存铁。

个别重症病例或由于伴有严重胃肠疾病不能口服或口服无效者可应用铁剂（如右旋糖酐铁、山梨醇枸橼酸铁复合物等）肌内注射。总剂量按 2.5mg 元素铁/kg 可增加血红蛋白 1g/kg 计算，另加 10mg/kg 以补足贮铁量。将总量分次深部肌注，首次量宜小，以后每次剂量不超过 5mg/kg，每 1～3d 注射 1 次，于 2～3 周内注射完。

3.输血治疗

重症贫血并发心功能不全或重症感染者可予输血。

（六）预防

缺铁性贫血主要预防措施如下：

（1）做好喂养指导，提倡母乳喂养，及时添加富含铁的辅助食品，纠正偏食习惯。

（2）对早产儿、低体重儿可自生后 2 个月给予铁剂预防，给元素铁 0.8～1.5mg/kg，也可食用铁强化奶粉。

（3）积极防治慢性胃肠病。

二、营养性巨幼细胞性贫血

营养性巨幼细胞性贫血又称营养性大细胞性贫血，主要是由于缺乏维生素 B_{12} 或（和）叶酸所致。多见于喂养不当的婴幼儿。

（一）病因及发病机制

1.发病机制

维生素 B_{12} 和叶酸是 DNA 合成过程中的重要辅酶物质，缺乏时因 DNA 合成不足，使细胞核分裂时间延长（S 期和 G_1 期延长），细胞增殖速度减慢，而胞浆中 RNA 的合成不受影响，红细胞中血红蛋白的合成也正常进行，因而各期红细胞变大，核染色质疏松呈巨幼样变，由于红细胞生成速度减慢，成熟红细胞寿命较短，因而导致贫血。粒细胞、巨核细胞也有类似改变。此外，维生素 B_{12} 缺乏尚可引起神经系统改变，可能与神经髓鞘中脂蛋白合成不足有关。

2.维生素 B_{12}、叶酸缺乏的原因

（1）饮食中供给不足：动物性食物如肉、蛋、肝、肾中含维生素 B_{12} 较多；植物性食物如绿叶菜、水果、谷类中含叶酸较多，但加热后被破坏。各种乳类中含维生素 B_{12} 及叶酸均较少，羊乳中含叶酸更少。婴儿每日需要量维生素 B_{12} 为 0.5～1μg，叶酸为 0.1～0.2mg。长期母乳喂养不及时添加辅食容易发生维生素 B_{12} 缺乏；长期羊乳、奶粉喂养不加辅食易致叶酸缺乏。

（2）吸收障碍：见于慢性腹泻、脂肪下痢、小肠切除等胃肠疾病时。慢性肝病可影响维生素 B_{12}、叶酸在体内的贮存。

（3）需要量增加：生长发育过快的婴儿（尤其是早产儿），或患严重感染（如肺炎）时需要量增加，易致缺乏。

（二）临床表现

本病约 2/3 病例见于 6～12 个月婴儿，2 岁以上者少见。急性感染常为发病诱因。临床表现特点如下：

1.贫血及一般表现

面色蜡黄，虚胖，易倦，头发稀黄发干，肝脾可轻度肿大，重症可出现心脏扩大，甚至心功能不全。

2.消化系统症状

常有厌食、恶心、呕吐、腹泻、舌炎、舌面光滑。

3.神经系统症状

见于维生素 B_{12} 缺乏所致者。表现为表情呆滞、嗜睡、反应迟钝、少哭不笑、哭时无泪、少汗、智力体力发育落后，常有倒退现象，不能完成原来已会的动作。可出现唇、舌、肢体震颤，腱反射亢进，踝阵挛阳性。

（三）实验室检查

1.血象

红细胞数减少比血红蛋白降低明显。红细胞大小不等，以大者为主，中央淡染区不明显。重症白细胞可减少，粒细胞体较大，核分叶过多（核右移），血小板亦可减少，体积变大。

2.骨髓象

红系细胞增生活跃，以原红及早幼红细胞增多相对明显。各期幼红细胞均有巨幼变，表现如胞体变大，核染色质疏松，副染色质明显，显示细胞核发育落后于胞浆。粒细胞系及巨核细胞系也可有巨幼变表现。

3.生化检查

血清维生素 B_{12} 及叶酸测定低于正常含量（维生素 B_{12} 小于 100ng/L，叶酸小于 $3\mu g/L$）。

（四）诊断

根据贫血表现、血象特点，结合发病年龄、喂养史，一般不难作出诊断，进一步做骨髓检查有助于确诊。少数情况下须注意与脑发育不全（无贫血及上述血象、骨髓象改变，自生后不久即有智力低下）及少见的非营养性巨幼细胞性贫血相鉴别。

（五）治疗与预防

（1）加强营养和护理，防治感染。

（2）维生素 B_{12} 及叶酸的应用：维生素 B_{12} 缺乏所致者应用维生素 B_{12} 肌注，每次 50～100μg，每周 2～3 次，连用 2～4 周，或至血象恢复正常为止。应用维生素 B_{12} 2～3d 后可见精神好转，网织红细胞增加，6～7d 达高峰，约 2 周后降至正常。骨髓内巨幼红细胞于用药 6～72h 内即转为正常幼红细胞，精神神经症状恢复较慢。由于叶酸缺乏所致者给予叶酸口服每次 5mg，每日 3 次，连服数周。治疗后血象、骨髓象反应大致如上所述。维生素 C 能促进叶酸的利用，宜同时口服。须注意单纯由于缺乏维生素 B_{12} 所致者不宜加用叶酸，以免加重精神神经症状。重症贫血于恢复期应加用铁剂，以免发生铁的相对缺乏。

（3）输血的应用原则同缺铁性贫血。

（4）预防措施主要是强调改善乳母营养，婴儿及时添加辅食，避免单纯羊奶喂养，年长儿要注意食物均衡，防止偏食习惯。

三、营养性混合性贫血

营养性缺铁性贫血与营养性巨幼细胞性贫血同时存在时称为营养性混合性贫血，较常见于婴幼儿期。

（一）临床表现

具有两种贫血的混合表现，贫血程度一般较重。

（二）实验室检查

1.血象

血红蛋白及红细胞近于平行降低，红细胞大小不等更明显，大者大于正常，小者小于正常，大红细胞中央浅染区扩大为本病红细胞典型表现。白细胞、血小板常减少。

2.骨髓象

红细胞系具有两种贫血的表现，例如可见巨幼红细胞而胞浆嗜碱性强，粒细胞、巨核细胞也可见巨幼细胞性贫血时的形态改变。

（三）治疗

需同时应用铁剂及维生素 B_{12} 或叶酸治疗。

第二节　再生障碍性贫血

再生障碍性贫血（AA，简称再障），又称全血细胞减少症，是骨髓造血功能衰竭导致的一种全血减少综合征。在小儿时期比较多见。主要临床表现是贫血、出血和反复感染；三种血红细胞同时减少，无肝、脾和淋巴结肿大。

一、病因及发病机制

（一）病因

本病分为原发性、继发性两类。再障的病因相当复杂，部分病例是由于化学、物理或生物因素对骨髓的毒性作用所引起，称为继发性再障。但在临床上约半数以上的病例因找不到明显的病因，称为原发性再障。能引起继发性再障的原因包括如下几个方面：

1.药物及化学物质

药物引起的再障近几年逐渐增多，在发病因素中居首位。如抗癌药物、氯霉素、磺胺类药物、保泰松、阿司匹林等。

许多化学物质都有不同程度的骨髓抑制作用，如苯、二甲苯、杀虫剂、化肥、染料等。

2.物理因素

各种放射线如 X 线、γ射线或中子等均能引起骨髓细胞损害。骨髓抑制程度与接触的剂量与时间有关。

3.生物因素

可由病毒、细菌、原虫等感染引起，病毒所致者尤为多见。如丙型肝炎病毒、乙型肝炎病毒等。近年来发现，人类矮小病毒可直接感染骨髓，引致再障。此外，CB 病毒、麻疹病毒等均可引起再障。

（二）发病机制

本病的发病机理比较复杂，至今尚未明了。近年来国内外主要围绕着造血干细胞受损、造血微环境缺陷及免疫因素 3 个方面进行了大量研究。

1.干细胞受损

骨髓中多能干细胞是造血的原始细胞，自 60 年代 Pluznik 和 Bradley 在体外琼脂培养条件下，建立了人骨髓祖细胞的集落形成以来，得知造血祖细胞（GM-CFU）产率的正常值为 $164\pm10.4/2\times10^9$ 细胞，正常人保持着较为恒定的数量和维持自身的增殖能力，且有一定的贮备能力，当骨髓受到一般性损害时尚不致发病，当骨髓受到严重损害时，则 GM-CFU 的产率明显下降，仅为正常值的 10%或更低，还可有质的改变，导致染色体畸变，故当干细胞衰竭时骨髓移植有效。

2.造血微环境缺陷

骨髓干细胞的增殖与分化需要一个完整无损的骨髓微环境，因血细胞的生成需要细胞周围供应造血原料，如骨髓的血窦受损，骨髓造血干细胞的增殖受抑制，导致再障，有学者认为再障病人自主神经兴奋性差，骨髓神经兴奋性亦差，致骨髓血流缓慢，小血管收缩，毛细动脉减少，造成造血微环境缺陷。

3.免疫因素

近年来对这方面的研究最多，特别是关于 T 淋巴细胞的研究尤多，多数学者认为再障病人辅助性 T 细胞（Th）下降，抑制性 T 细胞（Ts）上升，Th/Ts 比值降低。体外培养再障病人骨髓干细胞产率降低时，加入抗胸腺细胞球蛋白（ATG）后干细胞产率增加，说明 T 细胞起了抑制作用。某学者等对 136 例再障患者的免疫功能进行了研究，认为 Ts 细胞不仅能抑制骨髓造血干细胞的增殖与分化还能抑制 B 细胞向浆细胞方向分化，从而产生全细胞（包括淋巴细胞在内）的严重减少和低丙种球蛋白血症。淋巴细胞绝对数越低，预后越差，除此之外，IgG-y 受体阳性细胞（Tr 细胞）是由抑制性 T 细胞、细胞毒性 T 细胞、抗体依赖性细胞毒 T 细胞等组成的细胞群体，因此 Tr 细胞增多可抑制造血干细胞，导致再障，但 Tr 细胞必须被患者体内某种可溶性因子激活后才能对造血干细胞的增殖与分化起抑制作用。血清抑制因子亦能起到抑制造血干细胞的作用。Ts 细胞还能使γ-干扰素、白细胞介素 2（IL-2）也增加，这些均可以抑制造血干细胞的正常功能。此外，再障病人铁的利用率不佳，表现为血清铁增高，未饱和铁结合率下降，铁粒幼细胞阳性率增高；血浆红细胞生成素增高，红细胞内游离原卟啉和抗碱血红蛋白较高等异常。再障病人甲状腺功能降低。可见再障的发病机制是复杂的，大多数再障的发病往往是多种因素共同参与的结果，例如，造血抑制性增强时，常伴随造血刺激功能下降，T 细胞抑制造血干细胞与造血微环境缺陷可并存，细胞免疫与体液免疫缺陷可并存。

二、先天性再生障碍性贫血

又称范可尼综合征，是一种常染色体隐性遗传性疾病，除全血细胞减少外，还伴有多发性先天畸形。

（一）临床表现及诊断

有多发性畸形，如小头畸形、斜小眼球，约 3/4 的病人有骨骼畸形，以桡骨和拇指缺如或畸形最多见，其次为第一掌骨发育不全、尺骨畸形、并趾等，并常伴有体格矮小，皮肤片状棕色素沉着、外耳畸形、耳聋。部分患儿智力低下，男孩约50%伴生殖器发育不全。家族中有同样患者。

血象变化平均约6～8岁出现，男多于女，贫血为主要表现，红细胞为大细胞正色素性，伴有核细胞和血小板减少。骨髓变化与后天性再生障碍性贫血相似。骨髓显示脂肪增多，增生明显低下，仅见分散的生血岛。血红蛋白F增多，约5%～15%。骨髓培养，显示红系与粒系祖细胞增生低下。

本病有多发性畸形，易与获得性再障区别。

约有5%～10%的患者最后发展为急性白血病，多为粒单型白血病。

（二）治疗

与一般再障相同。皮质激素与睾酮联合应用可使血象好转，但停药后易复发，必须长期应用小剂量维持。严重贫血时可输红细胞悬液。骨髓移植5年存活率约50%。贫血缓解后，身长、体重、智力也明显好转。

三、获得性再生障碍性贫血

获得性再生障碍性贫血是小儿时期较多见的贫血之一，此类贫血可发生于任何年龄，但以儿童和青春期多见，无性别差异。获得性再障又分为原发性与继发性两类。

（一）临床表现及辅助检查

1.临床表现

起病多缓慢。症状的轻重视病情发展的速度和贫血程度而异。常见面色苍白、气促、乏力。常出现皮下瘀点、瘀斑或鼻出血而引起注意，随着病情进展，出血症状逐渐加重，严重者出现便血和血尿。肝、脾、淋巴结一般不肿大。由于粒细胞减少而反复发生口腔黏膜溃疡、咽峡炎及坏死性口腔炎，甚至并发全身严重感染，应用抗生素也很难控制。起病急的病程短，进展快，出血与感染迅速加重，慢性病例可迁延数年，在缓解期贫血与出血可不明显。

2.实验室检查

全血细胞减少，红细胞和血红蛋白一般成比例减少，因起病缓慢，不易引起注意，诊断时血红蛋白多已降至30～70g/L，呈正细胞正色素性贫血。网织红细胞减低，严重者血涂片中找不到网织红细胞。个别慢性型病例可见网织红细胞轻度增高。红细胞寿命正常。

白细胞总数明显减少，多在（1.5～4.0）×10^9/L之间，以粒细胞减少为主，淋巴细胞相对升高，血小板明显减少，血块收缩不良，出血时间延长。

骨髓标本中脂肪增多。增生低下，细胞总数明显减少。涂片中非造血细胞增多（组织嗜碱细胞、浆细胞），淋巴细胞百分比增高。部分患儿血红蛋白F轻度增高。血清铁增高，运铁蛋白饱和度增高，口服铁吸收减低，与贫血程度不成比例。

（二）诊断及分型

1.再障的诊断标准

（1）全血细胞减少、网织红细胞绝对值减少。

（2）一般无脾肿大。

（3）骨体检查显示至少一部位增生减低或重度减低（如增生活跃，须有巨核细胞明显减少，骨髓小粒成分中应见非造血细胞增多，有条件者应做骨髓活检等检查）。

（4）能除外其他引起全血细胞减少的疾病，如阵发性睡眠性血红蛋白尿、骨髓增生异常综合征中的难治性贫血、急性造血功能停滞、骨髓纤维化、急性白血病、恶性组织细胞病等。

2.再障的分型标准

（1）急性再生障碍性贫血（简称 AAA）：亦称重型再障I型（SAA-I）。

临床表现：发病急，贫血呈进行性加剧，常伴严重感染、内脏出血。

血象：除血红蛋白下降较快外，须具备以下 3 项中之 2 项：①网织红细胞小于 1%，绝对值小于 15×10^9/L；②白细胞明显减少，中性粒细胞绝对值小于 0.5×10^9/L；③血小板小于 20×10^9/L。

骨髓象：①多部位增生减低，三系造血细胞明显减少，非造血细胞增多，如增生活跃须有淋巴细胞增多；②骨髓小粒非造血细胞及脂肪细胞增多。

（2）慢性再生障碍性贫血（CAA），有如下特点：

临床：发病慢，贫血、感染、出血较轻。

血象：血红蛋白下降速度较慢，网织红细胞、白细胞、中性粒细胞及血小板值常较急性型为高。

骨髓象：①三系或两系减少，至少一个部位增生不良，如增生良好红系中常有晚幼红（炭核）比例增多，巨核细胞明显减少；②骨髓小粒脂肪细胞及非造血细胞增加。

病程中如病情恶化，临床血象及骨髓象与急性再障相同，称重型再生障碍性贫血II型（SAA-II）。

（三）预后

因病因而异。高危病例预后较差，约有 50%～60%于发病数月内死于感染。高危的指征是发病急，贫血进行性加剧，常伴有严重感染、内脏出血。血象：除血红蛋白下降较快外，必具备以下 3 项之 2 项，网织红细胞小于 1%，绝对值小于 15×10^9/L；白细胞明显减少，中性粒细胞绝对值小于 0.5×10^9/L；血小板小于 20×10^9/L。骨髓象：多部位增生减低，三系造血细胞明显减少，非造血细胞增多，脂肪细胞增多。

病情进展缓慢，粒细胞与血小板减少，不严重，骨髓受累较轻，对雄激素有反应者，预后较好。

（四）治疗

首先应去除病因，其治疗原则为：①支持疗法，包括输红细胞、血小板和白细胞维持血液功能，有感染时采用有效的抗生素；②采用雄激素与糖皮质类固醇等刺激骨髓造血功能的药物；③免疫抑制剂；④骨髓移植；⑤冻存胎肝输注法。

1.支持疗法

大多数再障患者病程很长，应鼓励患者坚持治疗，避免诱发因素。要防止外伤引起出血。对于粒细胞低于 0.5×10^9/L 的要严格隔离。有感染的患儿应根据血培养及鼻咽分泌物、痰或尿培养结果采用相应抗生素。无明显感染者不可滥用抗生素，以免发生菌群紊乱和真菌感染。

输血只适用于贫血较重（血红蛋白在 60g/L 以下）且有缺氧症状者，最好输浓缩的红细胞。出血严重可考虑输血小板。多次输血或小板易产生抗血小板抗体，使效果减低。

2.雄激素

适用于慢性轻、中度贫血的病儿，对儿童疗效优于成人，雄激素有刺激红细胞生成的作用，可能是通过刺激肾脏产生更多的红细胞生成素，并可直接刺激骨髓干细胞使之对红细胞生成素敏感性增高。

常用丙酸睾酮 $1\sim2mg/$（kg·d），每日肌注 1 次，用药不应少于半年，半合成制剂常用司坦唑醇，每次 $1\sim2mg$，每天 3 次口服；或美雄酮，每次 15mg，每天 3 次口服。后 2 种半合成制剂的男性化不良反应轻，但疗效稍差，肝损害较大。雄激素可加快骨髓成熟，使骨干和骨髓提前愈合，可使病人的身高受到影响。治疗有效者，先有网织红细胞增高，随之血红蛋白上升，继之白细胞增加，血小板上升最慢。

3.肾上腺皮质激素

近年来多认为本病应用大剂量肾上腺皮质激素对刺激骨髓生血并无作用，而有引起免疫抑制、增加感染的危险性。小量应用可以减少软组织出血。故一般用于再障患儿有软组织出血时，泼尼松的剂量一般为每日 0.5mg/kg。对先天性再生低下性贫血病儿，则应首选肾上腺皮质激素治疗。泼尼松用量开始为每日 $1\sim1.5mg/kg$，分 4 次口服。如果有效，在用药后 $1\sim2$ 周即可出现效果。如果用药 2 周后仍不见效，还可适当加大剂量至每日 $2\sim2.5mg/L$。如用药 1 个月仍无效，则可停用，但以后还可间断试用，因的病人后期还可有效，有效病例在用药至血象接近正常时，即逐渐减至最小量，并隔日 1 次。约80%左右的病儿药量可减至 $5\sim15mg$，并隔日 1 次，少数病人还可完全停药。如果小量隔日一次不能维持，而需大量应用激素时，可考虑改用骨髓移植治疗。

4.免疫抑制剂的应用

抗淋巴细胞球蛋白（ALG）及抗胸腺细胞球蛋白（ATG）为近年来治疗急性或严重型再障常用的药物。本制品最早应用于同种异体骨髓移植前作为预处理药物使用，1976 年有学者在应用 ALG 作为骨髓移植预处理治疗再障 27 例中，有 5 例骨髓虽未植活，但自身骨髓获得重建。以后陆续有一些单独应用 ALG 或 ATG 治疗严重再障的报告，其效果不完全一致。有报告统计 1976 年～1983 年治疗 400 例的结果有效率为 50%右，完全缓解率 $14\%\sim32\%$，一年生存率为 16%。1986 年我国医学科学院血液病研究所报告用 ATG 治疗 23 例严重再障总有效率为 30.4%。ALG 的一般剂量为每日 $20\sim40mg/kg$，稀释于 $250\sim500mL$ 生理盐水中加适量激素静脉静注，以每分钟 $5\sim10$ 滴的速度滴入，10min 后如无反应，逐渐加快滴速，持续时间一般每日不短于 6h，一个疗程 $5\sim7d$。间隔 2 周以上，如病情需要再注射时，应注意有无变态反应。如对一种动物的 ALG 制剂产生变态反应，可改换另一种动物的制剂。近年来国外有用甲基泼尼松龙脉冲治疗代替 ALG 者。除了应用 ALG 或 ATG 外，同样道理也有应用环磷酰胺、长春新碱以及环孢霉素 A 治疗严重再障取得成功的报告。目前多数学者认为 ATG 应用为急性再障I型（SAA-I）的首选治疗。

5.大剂量丙种球蛋白

可清除侵入骨髓干细胞微环境中并造成干细胞抑制的病毒，并可与 r-IFN 等淋巴因子结合，以去除其对干细胞生长的抑制作用，剂量为 1g/（kg·d）静脉滴注，4 周 1 次，显效后适当延长间隔时间，共 $6\sim10$ 次。

6.造血干细胞移植

造血干细胞的缺乏是导致再障的一个重要原因，对这类患者进行造血干细胞移植是治疗的最佳选择，对于急重症的病人已成为最有效的方法。对于配型相合的骨髓移植，约有50%～80%的病儿得到长期缓解，但由于髓源不易解决，现胎肝移植、脐血干细胞移植开始临床应用，终将代替骨髓移植。

7.其他治疗

（1）抗病毒治疗：常用阿昔洛韦（ACV）15mg/（kg·d）静脉点滴，疗效10d。

（2）改善造血微环境：应用神经刺激剂或改善微循环的药物，对造血微环境可能有改善作用，如硝酸士的宁，每周连用5d，每天的剂量为1mg、2mg、3mg，3.4mg肌注，休息2d后重复使用。654-2，0.5-2mg/（kg·d）静脉滴注，于2～3h内滴完，并于每晚睡前服654-2等0.25～1mg/kg，1个月为一疗程，休息7d重复使用。

（3）中医药治疗：用中药水牛角、生地、赤芍、丹皮、太子参、麦冬、女贞子、党参为主药加减，治疗效果可达52.2%。

第三节　溶血性贫血

由于红细胞破坏过多，寿命缩短，骨髓造血功能不足以代偿红细胞的耗损而形成的贫血称为溶血性贫血。小儿时期发生的溶血性贫血可分为先天性和后天获得性两大类，各有不同病因和病种，本节仅作一总述。

一、病因分类

（一）先天性溶血性贫血（由于红细胞内在缺陷所致）

1.红细胞膜缺陷

（1）遗传性球形细胞增多症。

（2）遗传性椭圆形细胞增多症。

（3）其他如遗传性口形细胞增多症等。

2.血红蛋白异常

（1）地中海贫血。

（2）其他血红蛋白病。

3.红细胞酶的缺陷

（1）红细胞葡萄糖-6-磷酸脱氢酶（G-6-PD）缺陷，包括蚕豆病、药物性溶血性贫血、I型遗传性非球形细胞性溶血性贫血等。

（2）丙酮酸激酶（PK）缺乏（II型遗传性非球形细胞性溶血性贫血）。

（3）其他红细胞酶缺乏。

（二）获得性溶血性贫血（由于红细胞外在因素所致）

（1）同种免疫性溶血性贫血：如新生儿溶血症、血型不合溶血性贫血等。

（2）自身免疫性溶血性贫血（包括温抗体型、冷抗体型）。

（3）继发于感染（如败血症、疟疾）、化学物理因素、微血管病非免疫性溶血性贫血。

二、诊断

一般可按以下步骤考虑诊断：

（一）初步确定存在溶血性贫血

1.临床表现

主要特点是表现为不同程度的贫血和黄疸。急性溶血性贫血起病急，急重者可有发热、寒战、恶心、呕吐，腰背四肢疼痛、头痛、腹痛，急剧发展的面色苍白。贫血重者可发生休克或心力衰竭、肾衰竭。慢性溶血性贫血起病缓慢，逐渐出现贫血、黄疸，但可短期内加重，其他全身症状不明显。由于溶血场所的不同（血管内溶血，或是血管外溶血），临床表现有不同特点（表11-1）。

2.实验室检查

（1）红细胞破坏增加的证据：①正细胞正色素性贫血；②血清未结合胆红素增高，乳酸脱氢酶活性增高，血浆游离血红蛋白增高，结合珠蛋白减少或消失；③尿血红蛋白阳性，尿胆原增加；④红细胞寿命缩短。

（2）红细胞代偿增加的证据：①外周血网织红细胞增高，出现嗜多色性点彩红细胞或有核红细胞；②骨髓红细胞系统增生旺盛。

表 11-1　血管内、外溶血的不同表现

	血管内溶血	血管外溶血
病程	急	慢
病因	获得性溶血性贫血（如 G-6-PD 缺乏）	先天遗传性溶血性贫血（如遗传性球形细胞增多症）
溶血场所	红细胞在血管内破坏	红细胞在单核巨噬细胞系统中破坏
贫血程度	较重	较轻，发生溶血危象时加重
黄疸	明显	较轻，溶血危象时明显
肝、脾肿大	不明显	显著，急性发作时更明显
血红蛋白尿	常见	无

（二）进一步明确溶血性贫血的病因

1.先天遗传性溶血性贫血的诊断

（1）病史：可早至生后不久即发病，贫血、黄疸逐渐加重。有血管外溶血表现。多有家族史。

（2）体征：多有明显肝、脾肿大，尤其是脾肿大。

（3）血象：血涂片镜检红细胞有形态改变，如球形红细胞增多（见于遗传性球形细胞增多症）、椭圆形红细胞增多（见于遗传性椭圆形细胞增多症）等。

（4）红细胞脆性试验、溶血试验。

（5）红细胞酶活性测定：目前已能做多种酶的筛选试验，如 G-6-PD、PK、P5'N（嘧啶 5'核苷激酶）等，可测出某种酶的缺陷。

（6）血红蛋白电泳：有助于诊断地中海贫血及异常血红蛋白病等。

（7）其他检查异常血红蛋白的试验：如异丙醇试验（检测不稳定血红蛋白）、变性珠蛋白小体生成率、血红蛋白结构分析等。

2.后天获得性溶血性贫血的诊断

（1）病史：发病诱因（如感染、药物史、输血史等）有助于诊断。

（2）实验室检查：Coombs 试验阳性提示免疫性溶血性贫血（如自身免疫性溶血性贫血），酸溶血试验（Ham 试验）、蔗糖溶血试验有助于阵发性睡眠性血红蛋白尿症的诊断。

三、治疗原则

（一）去除病因

例如 G-6-PD 缺乏症应避免应用氧化性药物、禁食蚕豆等。对自身免疫性溶血性贫血应积极控制感染。

（二）适当应用输血

输血为急性溶血性贫血及慢性溶血性贫血发生再障危象或溶血危象时的重要急救措施。但对自身免疫性溶血性贫血应慎用，应用不当可使溶血加重。

（三）肾上腺皮质激素的应用

适用于温抗体型自身免疫性溶血性贫血。

（四）脾切除

主要用于遗传性球形细胞增多症及其他类型溶血性贫血（如地中海贫血、自身免疫性溶血性贫血）有切脾适应证者，手术年龄一般应大于 4 岁。

第四节　血友病

血友病是一组遗传性凝血功能障碍的出血性疾病。其共同特征是活性凝血活酶生成障碍，凝血时间延长，终生具有轻微创伤后出血倾向。血友病包括：①血友病甲，即因子Ⅷ促凝成分（Ⅷ：C）缺乏症，又称抗血友病球蛋白（AHG）缺乏症；②血友病乙，即因子Ⅺ缺乏症，又称血浆凝血活酶成分（PTC）缺乏症；③血友病丙，即因子Ⅺ缺乏症，又称血浆凝血活酶前质（PTA）缺乏症。本病以欧美人居多，在我国和日本发病率较低，约占男子出生人口的 1～2/万。三种血友病的发病率中以血友病甲最多。约十倍于血友病乙，血友病丙较少见。

一、病因和发病机制

血友病甲和乙均为X连锁隐性遗传，男性发病，女性传递。血友病丙为常染色体显性或不完全隐性遗传，男女均可发病或传递疾病。

凝血因子Ⅷ、Ⅸ及Ⅺ为凝血活酶生成所必需。缺乏这些因子，凝血活酶生成减少，使内源性凝血系统发生障碍而引起出血。

因子Ⅷ是一种糖蛋白，主要由两部分组成。相对分子质量小的部分，内含因子Ⅷ的促凝成分（Ⅷ：C）及促凝活性抗原（Ⅷ：CAg）；相对分子质量大的部分，称为Ⅷ因子相关抗原（Ⅷ R）或（vWF）。血友病甲患者血浆中Ⅷ R 并不缺乏，只是Ⅷ：C 减少或功能不良。现已知控制Ⅷ：C 的遗传基因位点在X染色体长臂第 2 区 5～8 带。

因子Ⅸ是一种由肝脏合成的糖蛋白，其在肝脏合成需要维生素 K 的参与。PTC 缺乏也是一种X染色体性联遗传性出血性疾病，经配子自亲代遗传给子代，使后者缺乏合成此因子的能力。

因子Ⅸ是一种由肝脏合成的球蛋白，在体外储存时其活性稳定，故给本病患者输适量储存血可补充因子Ⅺ。

二、临床表现

出血症状为本病的主要表现。终生有轻微损伤或手术后长时间出血倾向。出血常有诱因，如拔牙、轻度外伤或局部注射等，另有少部分病人为自发性出血，无诱因可查。临床上首次发生出血的年龄不一，重症可于新生儿期发病。出血年龄越早，病情越重。常见出血形式有：①皮肤、黏膜出血：多数是轻微外伤之后，表现为不易制止的渗血。②深部血肿：以下肢、前臂及臀部肌肉部位为多见。③关节出血：为本病出血的特征之一，多见于中、重型病人，以膝关节最为多见，反复出血，常导致关节畸形。④内脏出血：如胃肠道、泌尿道出血，咯血等，颅内出血是最常见的致死原因。⑤其他：如新生儿脐带出血，骨膜下及骨内出血等，但少见。

血友病甲出血程度的轻重与其血浆中Ⅷ：C的活性高低有关：活性为 0～1% 者为重型，患者自幼年起即有自发性出血。出血部位多见关节、肌肉、深部组织出血，关节血肿畸形多见。关节积血为重型病例中最具特征性症状，可为自发性，反复发生，2%～5% 者为中型，患者于轻微损伤后严重出血，自发性出血或关节出血较少见。偶有关节、肌肉、深部组织出血，关节畸形少见；6%～20% 为轻型，患者于轻微损伤或手术后出血时间延长，关节很少出血，无关节畸形；20%～50% 为亚临床类型，仅于严重外伤或手术后有渗血现象。

临床上血友病乙不易与血友病甲区别，只是出血程度较轻。因子Ⅸ活性少于 2% 者为重型，存明显的出血倾向，但临床罕见。

血友病丙少见。出血症状较轻，少见自发性出血。杂合子者无症状，纯合子者出血症状也较轻，少见自发出血。

三、实验室检查

血友病甲、乙、丙实验室检查的共同特点是：①凝血时间延长（轻型正常）；②凝血酶原消耗不良；③白陶土部分凝血活酶时间延长；④凝血活酶生成试验异常。出血时间、凝血酶原时间和血小板正常。

用免疫学方法测定Ⅷ：C、Ⅸ的活性，对血友病甲或乙有诊断意义。

四、诊断和鉴别诊断

根据病史、出血症状和家族史，即可考虑血友病，确诊须做有关实验室检查。血友病须与血管性假血友病相鉴别，后者为常染色体显性遗传，男女均可发病，且出血时间延长，血小板黏附试验降低，阿司匹林试验阳性，血小板对瑞斯托霉素无凝集反应，血浆 vWF 减少或缺乏。

五、治疗

本组疾病为先天性遗传缺陷，尚无根治疗法。

（一）局部止血疗法

如轻微刺破、鼻出血，可用纤维蛋白泡沫、明胶海绵、凝血酶、肾上腺素等局部压迫止血。

（二）替代疗法

是治疗血友病的有效方法，目的是将患者血浆因子水平提高到止血水平。

1.输新鲜全血

由于因子VIII在室温下不稳定，所以，宜采血后 6h 内输给患者。每输入新鲜血 1mL/kg，约提高患者血中因子VIII 1%。输血适用于轻症患者。

2.输血浆

血友病甲患者宜输新鲜血浆，按 1mL/kg 输注可提高因子VIII水平 2%。由于因子在库存血浆中稳定，故可输 3 周内 4℃库存血浆。血中因子IX活性达 10%就可不发生出血，30%可止住严重创伤出血。

3.冷沉淀物

由冷冻(-20℃)新鲜血浆中分离的冷沉淀制剂内含因子IX和纤维蛋白原。通常以 400mL 血中冷沉淀物含因子VIII100U 计算（因子VIII每 1U 相当于 1mL 正常新鲜血浆所含的因子VIII量）。输入 1U/kg 可提高血中因子VIII浓度 2%。

4.因子VIII、IX浓缩制剂

为冻干制品。因子VIII输入体内半衰期约为 9～18h，因子IX为 18～20h。一般当因子VIII（或因子IX）提升到正常凝血活性的 15%～20%，即可达到止血水平。当血友病病人做大型手术或出现严重出血时，因子VIII浓度需提升到正常凝血活性的 30%～50%，因子IX需25%以上。按每 1U/kg 输入因子VIII，可提高血浆因子VIII活性 1%，但输入同样剂量的因子IX仅可提高其活性 0.5%～1%。

（三）药物治疗

1.凝血酶原复合物（PPSB）

内含II、VII、IX、X因子，适用于治疗血友病乙。

2.1-脱氨-8-右旋精氨酸加压素（DDAVP）

有提高血浆内VIII因子活性作用，可用于治疗轻型血友病甲患者，剂量为 0.2～0.3μg/kg，溶 6-氨基己酸或氨甲环酸（止血环酸）联用。

3.达那唑

为人工合成的雄性激素，可提高凝血因子活性，也用于轻型血友病的治疗，对预防出血有一定的效果。

4.肾上腺皮质激素

用于治疗关节出血和慢性滑膜炎，有消炎止痛作用。泼尼松 0.5～1mg/（kg·d）口服，氢化可的松 110mg/（kg·d）静滴，急性滑膜炎用 3～5d，慢性滑膜炎用 2 周。

（四）基因治疗

血友病乙的基因治疗已获成功。

六、预防

应包括：①减少本病的发生；②对已确诊血友病患者出血的预防。对于前者，应根据本组疾病的遗传方式，对患者的家族成员进行筛查，以确定其中的病人和携带者，对其中育龄妇女开展定期咨询宣教，使她们了解该病的遗传规律和危害性。对于家族中的孕妇要采用基因分析法进行产前诊断，如胎儿被确诊为血友病甲，应及时终止妊娠。对于后者，应减少和避免外伤出血，尽可能避免肌注，避免手术，必须手术时则先补充凝血因子。

第五节　血液系统疾病患儿的护理

一、血液系统疾病一般护理常规

（1）按儿内科一般护理常规。

（2）病室环境保持清洁，空气新鲜、阳光充足。

（3）做好保护性隔离，血液病患儿应与感染性疾病患儿分室居住，注意保暖，防止受凉，加强皮肤与口腔护理，严格常规消毒工作，防止交叉感染。

（4）根据病情制订患儿的活动与休息计划，如病情稳定可适当活动，有活动性出血嘱患儿卧床休息，血色素 60g/L 以下应绝对卧床休息，并注意防止外伤和撞伤。

（5）认真收集各种化验标本，每周两次送尿常规。

（6）密切观察患儿有无出血倾向，对出血患儿随时测血压、脉搏、呼吸并详细记录。备好止血药及抢救药品，必要时配血，备好血源及抢救物品以便抢救。

（7）给予高蛋白、高维生素含铁的软食，增加肝、蛋黄、肉类、豆类、绿叶蔬菜、水果的摄入。有出血倾向者给予无渣半流质饮食。

（8）做好患儿及家长的心理护理，鼓励患儿树立治疗疾病的信心，同时做好有关疾病知识的教育，使其积极配合治疗与护理。

二、营养性巨幼红细胞性贫血护理常规

营养性巨幼红细胞性贫血又名营养性大细胞性贫血，多见于 6～10 个月的婴儿期。主要因缺乏维生素 B_{12} 或叶酸所致。其特点为红细胞胞体较大，但 MCHC 正常，属于大细胞正色素性贫血。粒细胞与血小板减少，粒细胞核右移。骨髓出现巨幼红细胞造血特点。可伴有神经系统症状。

（一）病情评估

（1）了解面色苍白发生的时间、程度及神经精神变化。

（2）了解喂养史及有无慢性疾病、腹泻或失血史，是否早产和双胎。

（3）有无智力发育落后、震颤、肌张力增高等。

（二）护理常规

（1）按血液系统疾病一般护理常规。

（2）根据病因不同采取相应措施与指导。

（3）了解患儿喂养史，纠正不良的饮食习惯。①根据患儿年龄、病情及胃肠道对食物的耐受力逐步改善。②逐量增加，每日摄入量从小量开始。③缺铁性贫血的患儿增加猪肝沫、动物血、瘦肉、鱼。营养性巨幼细胞贫血，建议多食蔬菜、水果。④母亲哺乳期间应多进食肉类、蔬菜，保证母乳质量。⑤按时增加辅食，把喂养知识教授给家长。⑥对极度衰弱、病重、食欲低下者，喂饭要耐心细致，不可过多、过快，必要时鼻饲。⑦每日协助患儿做适当活动，锻炼智力，促进体力的恢复。

（4）密切观察病情变化：①注意脉搏、呼吸、面色改变，操作时要轻柔。②输血时要

慢，注意输血反应。③每周测体重二次，观察体重增长情况。

（5）预防感染：①避免与呼吸道或其他感染患儿接触，防止交叉感染。②低温时注意保暖，避免感冒。③接触患儿要洗手。④维生素缺乏的病人易角膜干燥，注意眼部护理。⑤预防口腔炎，饭后用洗必泰液漱口。⑥预防褥疮，注意皮肤护理，床单要保持干燥。

（6）用药后注意：①服用铁剂时注意给药方法，最好在两餐间服用，同时加服维生素C以利铁剂吸收，禁饮浓茶，影响铁剂吸收。②服用铁剂后注意观察消化道反应，如食欲减退、腹泻、恶心、呕吐。③服用铁剂后大便可能发黑，应与消化道出血相区分。④服用铁剂溶液或含用稀盐酸溶液时，用玻璃管吸入咽下，避免与牙齿直接接触，以免破坏牙釉。

（7）指导患儿及家长定期到血液门诊复诊，不能随意停药或改药量。

三、失血性贫血护理常规

失血性贫血是包括各种原因引起的急性和慢性失血。

（一）病情评估

（1）了解引起失血的原因及发展过程。

（2）了解患儿的一般状态：如失血量、程度、快慢等。

（3）注意面色、神志、苍白的程度。

（二）护理常规

（1）按血液系统疾病一般护理常规。

（2）绝对卧床休息，保持室内安静，不能随意搬动患儿。

（3）对消化道出血的患儿严格饮食管理，对禁食的患儿要向患儿说明禁食的重要性，以取得患儿的配合。

（4）入院后连续查大便的潜血试验，直至潜血试验阴性，必要时送呕吐物查潜血。

（5）观察病情变化，对急性型及慢性型发作期的病人应随时注意皮肤黏膜、胃肠道、泌尿道等出血倾向，如遇大出血者应专人护理。密切观察血压、脉搏、呼吸变化并准确记录。

（6）准确记录出入量。

（7）备好三腔管、止血药及血源。

（8）按医嘱开放静脉保持通畅，观察有无输液、输血反应。

（9）为患儿做各种治疗护理操作时，动作要轻柔，以免引起出血，同时要做好患儿的心理护理，减少焦虑或恐惧。

四、溶血性贫血护理常规

溶血性贫血系指由于红细胞破坏加速以致生存期缩短，超过骨髓的代偿功能而发生的贫血。一般分为红细胞内缺陷和红细胞外异常两大类。

（一）病情评估

（1）了解面色苍白、黄疸、血红蛋白尿发生的时间和程度。

（2）询问有无食蚕豆、解热镇痛药或感染史。

（3）注意黄疸的程度及有无溶血危象。

（二）护理常规

（1）按血液系统疾病一般护理常规。

（2）轻度贫血患儿可下床活动，重症贫血，高热患儿应绝对卧床休息。

（3）保持口腔、皮肤清洁，防止感冒及医院感染。

（4）严重贫血需输血时，严格查对制度及无菌原则，输血过程有无腰痛，尿少。

（5）严密观察病情变化。①注意体温、脉搏、呼吸及血压变化，并详细记录。观察贫血、黄疸的进展情况，注意黄染、血红蛋白尿等变化。②激素治疗时注意药物反应，长期激素治疗每日测血压，每周测体重量。

（6）高热病人禁用退热药物，宜采用物理降温。

（7）合并休克及肾功能衰竭者，按休克及肾功能衰竭护理常规。

（8）对葡萄糖 6-磷酸脱氢酶（G-6-PD）缺乏的病人及哺乳期的母亲应禁食蚕豆、蚕豆制品、磺胺类药、呋喃类药。

五、血小板减少性紫癜护理常规

血小板减少性紫癜是小儿时期最常见的出血性疾病，病因可能与自身免疫反应有关，临床特点为自发性出血，血小板减少，出血时间延长和血块收缩不良。

（一）病情评估

（1）注意了解出血的缓急、程度和部位。

（2）有无自发性皮肤、黏膜出血的临床表现和症状。

（3）有无神经系统的表现和症状。

（二）护理常规

（1）按血液系统疾病一般护理常规。

（2）保护性隔离，有活动性出血应住单间，必要时专人护理。

（3）给予富含营养易消化饮食，有胃肠道出血时应遵医嘱禁食。应补液或进流质。

（4）避免剧烈活动或哭闹，清洁皮肤时注意不要揉搓，血小板 50×10^9/L 以上可下地活动。

（5）注意口腔护理，牙龈无破损时用软牙刷刷牙，牙龈有破损时可用生理盐水加庆大霉素漱口，牙龈有破损伴有继发感染时用 3%过氧化氢涂口腔。

（6）注意生命体征的变化。

（7）注意观察出血倾向，有无皮肤出血点、牙龈出血、黑便、恶心、头痛及腹痛、烦躁等。

（8）软化大便，避免大便过于干硬。

六、血友病护理常规

血友病是遗传性凝血障碍中最常见的一种出血性疾病。其特点是轻微外伤后出血不止。

（一）病情评估

（1）有无家族史，既往治疗经过及反应。

（2）有无自发性出血及轻伤、小手术出血不止的表现。

（3）判断出血的程度及部位。

（二）护理常规

（1）按血液系统疾病一般护理常规。

（2）卧床休息，无出血可适当活动，避免剧烈活动或哭闹，必要时给镇静药物。

（3）防外伤，使家长及患儿了解外伤的严重性及避免外伤的重要性。

（4）加强营养，给易消化的饮食。

（5）避免肌内注射，注射完毕时压迫止血。

（6）出血的护理：①局部出血：冷敷，放冰袋，压迫止血。②关节出血：抬高患侧并固定。③严重内脏出血：按医嘱给予输血及凝血因子。

（7）输血因子的溶解方法：药品溶解时，用无菌注射用水或 5%葡萄糖溶液温热至 20～25℃后使药品完全溶解，亦可用 5%葡萄糖溶液稀释成 50～100mL。

七、骨髓移植护理常规

（一）病情评估

（1）患儿及家属心理状况，有否恐惧、不安感。

（2）病情观察，有否发热、出血、口腔黏膜糜烂、恶心、呕吐、腹泻等。

（3）移植并发症：如间质性肺炎、肝静脉阻塞、严重感染、口腔炎、出血性膀胱炎。

（4）观察移植物抗宿主反应。有否皮肤黏膜损害如皮肤斑丘疹或剥脱性皮炎，肝功能异常、黄疸、腹泻等。

（二）护理常规

1.移植前护理

（1）遵医嘱组织骨髓配型：给供者抽血，与受者做组织配型相容性试验，筛选合适的供骨髓者。

（2）环境准备：备好无菌环境可降低移植病人外源感染的发生率，提高移植成功率。要求采用洁净度为 100 级的无菌层流设备，温度 26～27℃，湿度 45%～55%。在移植期间每天用 0.1%过氧乙酸或 1：2000 洗必泰酒精擦洗室内表面及紫外线照射 20min 各 2 次，每日用 0.5%速消净消毒液拖地 2 次。

（3）病人准备：①心理护理：入室前进行卫生宣教和有关知识的解释工作，多与患儿交流感情，建立良好的医患关系，减轻其恐惧、孤独和寂寞的心理状态，增加对护理人员的信赖感，以取得患儿的配合。②入室前做详细检查，清除慢性和潜在的感染病灶，服用肠道消毒剂如氟哌酸，眼、耳、鼻点相应抗生素液。修剪指甲，理发，清洁洗澡完后用 0.01%～0.05%洗必泰药浴擦洗 10min 以上，注意彻底擦洗腹股沟、腋下、会阴、皮肤皱褶处。更换清洁消毒衣裤、拖鞋入住无菌室。③工作人员要求。医护人员要严格无菌观念，入室要洗澡，用洗必泰液漱口，清洁外耳道、鼻腔，泡手，穿戴隔离衣、帽、口罩、拖鞋，用风淋法去除工作人员体表尘埃，戴上无菌手套后方可入室接触病人。护理人员要尽量减少出入室次数，治疗护理集中进行，严格无菌技术操作，减少感染机会。

2.移植后护理

（1）绝对卧床休息，专人护理，多接近患儿，解除其孤独感。

（2）预防感染。严格无菌观念，病人所用一切物品必须保证无菌，凡能用压力蒸汽消毒的物品均要经压力灭菌处理后方可带入，如日用品、被服、尿布、水杯及大小便器等。治疗用液体、针剂药消毒后方可入室。食品装入有盖的餐具后用蒸汽消毒 30min 或用微波炉消毒后方可进入室内给病人食用。入室后每天用消毒液擦浴一次，消毒全身皮肤，每天更换无菌衣裤 1～2 次，口服药片用紫外线或微波炉消毒，胶布、纸类、血压计、玻璃制品用环氧乙烷气体消毒。患儿的污染衣物及排泄物要及时清除室外，尽量缩短停留时间，减少污染机会。室内空气及家具定期做细菌培养。

（3）加强口腔护理。每日 3 次用 0.05%洗必泰清洁口腔各部位，操作时动作轻柔，以免损伤口腔黏膜，每日于餐后或睡前用 0.05%洗必泰、3%硼酸水溶液、3%碳酸氢钠溶液交替漱口，漱口时嘱其含漱半分钟，每次呕吐或吐痰后均要漱口及时清除口腔内残渣。

（4）静脉滴入骨髓液时必须严格按医嘱控制速度，在既定的时间内务必完成，以保持骨髓细胞的存活。

（5）注意排异反应。应不断观察血象及骨髓象。观察移植物抗宿主反应，发现异常及时报告医生。

（6）密切观察生命体征及神志改变。有否出血情况，如瘀斑、鼻衄，口腔、消化道或脑出血等，发现异常及时处理。

（7）保证充分营养，注意水及电解质、酸碱平衡。鼓励病人多饮水，补充足够水分，预防酸性肾炎及出血性膀胱炎的发生。

八、骨髓穿刺护理常规

（一）适应证

（1）各种白血病的诊断。

（2）帮助各种贫血、白细胞减少症与粒细胞缺乏症、多发性骨髓瘤、恶性组织细胞病等血液系统疾病的诊断。

（3）帮助诊断骨髓内出现某些异常细胞的疾病，如 Gaucher 病、Nieman-Pick 病和转移癌等。

（4）帮助检查某些寄生虫疾病，如找疟原虫和黑热病原虫。

（5）骨髓液的细菌培养。

（6）某些原因不明的长期发热、肝脾淋巴结肿大及类白血病反应。

（二）禁忌证

血友病。

（三）护理

（1）术前洗澡或清洗局部皮肤。

（2）向家长及患儿说明穿刺的意义，解除疑惧，取得患儿的合作。

（3）备齐用物（穿刺包、无菌手套、皮肤消毒剂、玻片、麻药）。

（4）将患儿带至处置室，根据穿刺部位摆好体位。①髂棘穿刺，患儿仰卧暴露髂前上棘正后方约 1～2cm 以内区域。②胸骨穿刺，患儿仰卧胸骨全露在第二、三肋间的胸骨部分。③胫骨穿刺，在胫骨前内侧相当于胫骨粗隆水平下 1cm 的内侧。

（5）协助医生操作，如皮肤消毒、铺治疗巾、局部麻醉等，术中观察患儿的一般情况，如面色、呼吸、脉搏等。

（6）操作完毕盖以无菌纱布，用胶布固定，将患儿送至病房，安慰患儿及家长。

（7）观察患儿的穿刺点纱布是否有渗血。

（四）注意事项

（1）术前应做出血和凝血时间检查。

（2）注射器和穿刺针必须干燥，以免发生溶血。

（3）吸出骨髓液应立即涂片，以免发生凝固。

（4）除需做多项骨髓检查外，如免疫分型、细菌培养、干细胞培养、染色体检查、微小残留病变检查，骨髓抽取量不宜过多，否则会使骨髓液稀释而影响结果的判断。

九、输血护理常规

（一）适应证

1.出血

创伤和手术都可出血，出血是输血的主要适应证。

2.贫血或低蛋白血症

贫血应输全血或红细胞悬液，低蛋白血症应输入血浆或白蛋白液。

3.严重感染或烧伤

输血有助于纠正营养缺乏，输入抗体可增强抗感染，全血通常采用少量多次方法。

4.凝血功能障碍

一般库存血凝血因子减少不能满足需要，必须输新鲜全血，或有关的血液成分。

（二）护理及注意事项

（1）严格掌握输血适应证，提倡成分输血及自体输血。

（2）输血必须严格进行"三查七对"，仔细核对内容包括：输血单上病房、床号、住院号，病人姓名、性别、年龄、血型，以及献血者姓名、血型、采血时间（一般不超过3周），经2人以上核对并签名准确无误后方可输入。

（3）多次输血病人，在配血抽血前应核对第一次血型。

（4）检查血袋有无破损，注意观察血液外观，有无沉淀或溶血。

（5）输血必须过滤，以防止血液中的微聚物输入体内造成栓塞。

（6）大量输入库血时宜加温后再输入，一般将血袋放入40℃以下温水中加温10～15min即可。

（7）输血后，血袋应保留24h。

（8）严格无菌操作，血中不应加用药物。

（9）严格控制一般输血的速度：输血前15min应缓慢输入（10～20滴/min），15min后若受血者无不良反应，可酌情调整输注速度。

（10）若发现可疑的输血不良反应时，护理人员必须立即报告主管医生及输血科（血库）迅速采取措施，放慢输入速度或停止输血并给予相应处理。

（11）若发生输血不良反应，应由临床医护人员向输血科（血库）提交"输血反应"及留有残余血液的血袋，由输血科（血库）调查。怀疑输血不良反应与采供血机构有关，必须书面报告采供血机构，严重的输血不良反应则应报告上级卫生行政部门。

（三）注意输血反应及并发症的防治

（1）发热反应：反应严重时立即停止输血，体温较高者常用物理降温或药物降温，给氧、镇静处理。

（2）过敏反应：应立即停止输血，并用肾上腺素及地塞米松静脉输注。

（3）溶血反应：立即停止输血，及早扩容利尿，碱化尿液，保护肾脏。

（4）细菌污染反应。

（5）出血倾向。

（6）循环超负荷。

（7）电解质和酸碱平衡失调。

（8）传染疾病。

第十二章　神经肌肉系统疾病

第一节　化脓性脑膜炎

一、概述

化脓性脑膜炎简称化脑，是由细菌引起的脑膜急性炎症病变，老少均可罹患，但绝大多数化脑发生在 5 岁以内儿童。脑膜炎球菌所致的化脑亦称为流行性脑脊髓膜炎，具有流行性，属传染病范畴，其他化脑最常见的致病菌有以下两种：①B 型流感嗜血杆菌。②肺炎链球菌。本节讨论除脑膜炎球菌脑膜炎以外的化脑。

二、诊断标准

（一）诊断依据

（1）头痛，呕吐，可有惊厥；婴儿有凝视、前囟饱满、颅缝增宽。重者意识改变，甚至昏迷，出现脑疝，呼吸、循环功能受累。体检有颈抵抗，Brudzinski 征和 Kernig 征阳性。

（2）部分患儿可有Ⅱ、Ⅲ、Ⅵ、Ⅶ、Ⅷ脑神经受累表现或肢体瘫痪。如有颅内脓肿、硬膜下积液、脑积水、静脉窦栓塞等并发症，可有视神经乳头水肿。

（3）血象检查白细胞明显增多，中性粒细胞明显增高。严重者有时可不增多。

（4）脑脊液中白细胞明显增多，500 至数千，中性粒细胞占优势，潘氏试验阳性，蛋白质含量明显增高，葡萄糖减少。

（5）脑脊液涂片或培养找到细菌，或免疫学检查有细菌抗原，或分子生物学检查发现细菌核酸。

（6）排除结核性脑膜炎、病毒性脑膜炎、真菌性脑膜炎等。

具有上述第（1）（4）（6）项，伴或不伴第（2）（3）项，可临床诊断为化脓性脑膜炎，如同时具有第（5）项则可做病原学确诊。

（二）经治性化脑

经治性化脑脑脊液检查结果可以正常或与病毒性脑膜炎检查结果相似，细胞数不超过 $300×10^6/L$，蛋白正常、糖正常或接近正常，脑脊液涂片及培养均可不发现细菌。诊断必须结合病史、治疗经过和其他检查结果谨慎判断。脑脊液细胞学检查有助于明确诊断，如有中性粒细胞居多，高度怀疑化脑。

（三）鉴别诊断

1.病毒性脑膜炎

感染中毒症状不及化脑重，血液 C 反应蛋白不高，脑脊液细胞学检查细胞数 0～数百，以淋巴细胞和单核细胞为主，蛋白正常、糖正常或接近正常。病毒分离，血清病毒抗原、抗体动态检测有助诊断。

2.结核性脑膜炎

与化脑急性起病不同，多缓慢起病，病史中有结核感染和接触史。脑脊液外观呈毛玻璃状，细胞数增多，但多不超过 $500×10^6/L$，糖含量明显减少，蛋白质含量明显增高。脑脊液细胞学检查仅在早期渗出期可有中性粒细胞占优势，其他均以淋巴细胞和单核细胞为主。

脑脊液薄膜抗酸染色、培养找到结核杆菌均有助于诊断。PCR 检查脑脊液结核杆菌 DNA 阳性。

3.脑膜炎球菌脑膜炎

具有流行趋势，见于冬春季。起病急骤，进展快，早期皮肤可有出血点或瘀斑，重症可有华佛综合征表现。咽拭子、血液、皮肤瘀点涂片找到脑膜炎球菌可确诊。

4.Mollaret 脑膜炎

病程迁延，可反复多次发生脑脊液类似化脑改变，但无细菌学、血清学方面的感染证据。有的病例脑脊液内可见 Mollaret 细胞，为一种大单核细胞。抗生素治疗效果不佳，糖皮质激素治疗有效。

5.隐球菌脑膜炎

多缓慢起病，反复剧烈头痛，不同程度发热，呕吐，常可自然缓解。家中常饲养鸽子。脑脊液改变与结核性脑膜炎相似，脑脊液涂片墨汁染色可见隐球菌孢子，真菌培养阳性。

三、治疗方案

（一）一般治疗

病初数日应严密观察各项生命体征、意识、瞳孔和血电解质浓度，维持水、电解质平衡。

（二）基本药物治疗

1.抗生素治疗

（1）用药原则：①尽早采用抗生素静脉注射治疗；②选用可穿透血脑屏障、脑脊液浓度高的抗生素；③脑脊液细菌培养阳性时，据药敏试验选用抗生素；④剂量、疗程应足够。

（2）病原菌不明时的初始治疗：①青霉素+氯霉素疗法,青霉素每日 40 万～80 万 U/kg,分 4 次静脉快速滴入，氯霉素每日 50～100mg/kg，每日 1 次。疗程为 2～3 周。应用氯霉素应注意副作用，如灰婴综合征和骨髓抑制。②头孢曲松，每日 100mg/kg，分 2 次静脉滴注，12h 1 次，疗程为 2～3 周。原则是全疗程抗生素剂量不减。③其他抗生素有头孢呋辛或头孢噻肟，剂量每日 200mg/kg，分 2～3 次静脉滴注，疗程同上。

2.糖皮质激素治疗

抗生素开始治疗的同时应用地塞米松每次 0.15mg/kg，每 6h 1 次静脉推注,疗程 3～5d。

3.降低颅内压治疗

早期应用脱水剂，20%甘露醇，首剂可 0.5～1.0g/kg 静脉推注，以后每次 0.25～0.5g/kg 为佳，可根据颅内压增高程度增加注射次数。但不增加每次的剂量，以免造成脑膜粘连、脑积水等并发症。疗程 5～7d。

（三）对症治疗

包括处理高热、惊厥、休克等。

（四）并发症治疗

1.硬膜下积液

积液不多，无颅内压增高的病例不需要穿刺。有颅内压增高症状时应穿刺放液，每次不超过 30mL/侧。穿刺放液后可注射庆大霉素（1000～3000U/次）防止感染。每日或隔日 1 次。1～2 周后再酌情延长穿刺间隔。个别患儿虽经反复穿刺放液，积液量仍不减少且有颅高压症状存在时可考虑外科手术摘除囊膜。

2.脑室管膜炎

疑有脑室管膜炎，特别影像学上有脑室扩大病例应及早脑室穿刺，控制性引流并每日注入抗生素。

3.脑性低钠血症

限制液体入量，适当补充钠盐。

四、疗效评估

治愈标准如下：

（1）临床症状和体征消失。

（2）脑脊液各项检查正常，尤其脑脊液细胞学检查全片未发现中性粒细胞。

（3）无脑神经和周围神经致残病变，无后遗症。

五、预后评估

对化脑患儿如能早期诊断和正规治疗，大多能治愈；如未能早期诊断和正规治疗，预后较差，可产生并发症及后遗症。

六、评述

脑脊液呈典型化脑表现者现在尚不到全部病例的25%，而经治性化脑占70%以上，而且有日益增多趋势，经治性化脑的诊断一直是困惑临床医生的大问题，其脑脊液表现酷似病毒性脑膜炎，正常人和病毒性脑膜炎的脑脊液中没有中性粒细胞，这一点是与经治性化脑的重要区别点。

七、摘要

化脑急性起病，有发热、头痛、呕吐和脑膜刺激征。脑脊液细胞数增多，蛋白升高，糖下降。经治性化脑与病毒性脑炎改变相似，要谨慎诊断。抗生素治疗疗程为2～3周。剂量始终如一不减量。

第二节　病毒性脑膜炎、脑炎

一、概述

病毒性脑膜炎、脑炎是病毒感染引起的中枢神经系统障碍。其临床表现轻重不一，在胎儿时期病毒感染可引起先天性脑发育畸形，婴幼儿或年长儿可为致命性急性脑炎。有的病毒感染后触发免疫变态所致的脱髓鞘性病变。病原学上绝大多数为肠道病毒，较年长儿有单纯疱疹病毒所致的脑炎。

二、诊断标准

（一）诊断依据

（1）轻者仅有头痛、呕吐表现而无阳性体征；重者可伴有发热、惊厥、昏迷、脑膜刺激征阳性、局限性神经系统体征。

（2）脑脊液检查可见蛋白质、糖正常，细胞数正常或稍增多，一般不超过$200×10^6/L$，脑脊液涂片、培养均无细菌发现。脑脊液细胞学检查病初1～2d可有中性粒细胞，以后以淋巴细胞为主。

（3）排除经治性化脓性脑膜炎、结核性脑膜炎等中枢神经系统疾病。

（4）血清特异性病毒抗体 IgM 阳性或 IgG 恢复期时 4 倍增高。脑脊液中分离出病毒或检测到病毒特异性抗原或抗体。

（5）脑电图有明显弥漫性慢波改变。

具有上述第（1）～（3）项，伴或不伴第（5）项，可临床诊断为本病，如同时具有第（4）项可做病原学确诊。

（二）鉴别诊断

1.经治性化脓性脑膜炎

临床表现可轻可重，脑脊液常规可类似病毒性脑炎，但脑脊液细胞学中性粒细胞增多可资佐证。

2.颅内肿瘤

小儿颅内肿瘤好发于脑中线部位及后颅窝。常引起脑脊液循环障碍，颅内压明显增高，但局限性神经系统损害症状较少见。脑脊液细胞学有时可见髓母细胞。头颅 CT 或 MRI 影像学检查有助诊断。

3.猪囊虫病

脑脊液细胞学检查可有嗜酸粒细胞出现，血清学寄生虫特异性抗原或抗体阳性有助于明确诊断。

三、治疗方案

（一）一般治疗

充分营养供给，保持水、电解质平衡，纠正酸碱代谢紊乱，昏迷患儿要注意褥疮护理。

（二）基本药物治疗

1.对症治疗

控制惊厥，发作时可予地西泮（安定），每次静脉推注 0.2～0.5mg/kg，总量不超过 4mg，维持量用苯巴比妥每次 5mg/kg 肌内注射，每日 2～3 次，疗程控制在 1 周内，脱髓鞘性病变患儿可用泼尼松每日 1.5～2mg/kg 口服，疗程 4 周。

2.抗病毒治疗

一般病毒性脑膜炎和病毒性脑炎有自限性，不需特殊用药。肠道病毒所致中枢神经系统感染可用利巴韦林（病毒唑）静脉滴注，剂量宜用足，每日 15mg/kg。如有单纯性疱疹病毒感染证据，首选阿昔洛韦，每次 10mg/kg，每 8h 静脉滴注 1 次，每次应在 1h 内滴完，疗程 1～2 周。选用更昔洛韦，每日剂量 6～8mg/kg，分 2 次静脉滴注，疗程 2 周。

（三）康复治疗

根据具体情况及时进行主动或被动功能锻炼。

四、疗效评估

治愈标准如下：

（1）临床症状、体征消失，反应敏捷，无意识障碍。

（2）脑电图恢复正常节律。

（3）无任何后遗症，如智力减退、癫痫等。

五、预后评估

病毒性脑炎轻重不一，大多数属轻型，康复后不遗留任何后遗症。重型有脑神经或运动神经永久损伤表现，少数有癫痫发作和智力减退。

六、评述

病毒性脑（膜）炎是一组异质性疾病，各种不同病原的脑病症状、体征、防治迥然不同。国外教科书已废用此名词，取而代之以表明具体病毒的中枢神经系统感染，如单纯疱疹病毒脑炎、流行性腮腺炎病毒脑炎等。

七、摘要

病毒性脑（膜）炎病情轻重不一，大多数病例经过对症治疗能自限和痊愈，少数单纯性疱疹病毒脑炎症状较重，预后差，应及时选用抗 DNA 病毒的药物治疗。

第三节 急性感染性多神经根炎

一、概述

急性感染性多神经根炎又称为格林-巴利综合征，是由空肠弯曲菌或病毒感染等前驱疾病诱发免疫功能紊乱而导致的神经根脱髓鞘病变。按临床和电生理检查结果又可分为急性感染脱髓鞘性多神经根炎、急性运动轴性神经炎、急性感觉运动轴性神经炎和 Miller-Fisher 综合征，我国以急性运动轴性神经炎较多见，并且伴有血清空肠弯曲菌 IgM 抗体增高。

二、诊断标准

（一）诊断依据

（1）有对称性弛缓性瘫痪，多先影响下肢，可向上扩展，引起呼吸肌和部分脑神经瘫痪，肌力明显下降，腱反射消失。患儿意识清楚，可有轻度对称性感觉障碍。

（2）脑脊液蛋白含量随病程逐渐增高，2～3 周可达正常值 9 倍，甚至可高达 15g/L，4 周后渐减少。脑脊液细胞数正常，蛋白细胞分离是本病的特征，糖正常，涂片查细菌、细菌培养阴性。

（3）血清抗空肠曲菌 IgM 抗体阳性和抗 GM（单涎酸四己糖酰神经节苷脂）IgG 抗体增高，血清磷酸肌酸激酶轻度增高。

（4）肌电图检查有运动神经传导速度减慢和肌肉动作电位下降或升高。

（5）排除脊髓灰质炎、急性脊髓炎等有弛缓性瘫痪的其他疾病。

具有上述第（1）（2）（5）项，伴或不伴第（4）项，可临床诊断为本病，如同时具有第（3）项可确诊本病。

（二）鉴别诊断

1.脊髓灰质炎

为无感觉障碍的弛缓性瘫痪。近端较远端为重，与急性感染性多神经根炎鉴别的要点为不对称和多灶性的瘫痪，早期脑脊液细胞数增多，血清学检查病毒特异性抗体 IgM、脑脊液中发现病毒特异性抗原有助于诊断。

2.急性横断性脊髓炎

最常发生在胸段脊髓，病变以下肢体运动和感觉均有障碍，病变以上运动感觉功能不受影响。起病前常有严重背部疼痛向四周放射，以后很快进展成瘫痪，括约肌失控，可有尿潴留、大便失禁等表现。

3.肉毒杆菌食物中毒

小婴儿进食受污染的蜂蜜可发病，发病时意识清楚，但神经症状突出，有头痛，眼睑下垂，复视，瞳孔散大，吞咽困难，肌肉麻痹，影响呼吸肌可有呼吸困难，肌电图有利于与急性感染性多神经根炎的鉴别。

三、治疗方案

（一）一般治疗

保证营养水分的充分供给，保持呼吸道通畅，加强被动锻炼，维持肢体功能位置。

（二）基本治疗

国外报道血浆置换疗效肯定，但价格昂贵。国内实施者甚少，多以静脉大剂量免疫球蛋白注射（IVIG）代之。每日400mg/kg，连用5d，部分患儿于数日至数周内康复。有18%患儿治疗后先好转，但不久症状复发，这种患儿可重复以上疗程，以后每2~4周单剂IVIG1次，顽固病例可用环孢素A，每日3~5mg/kg或干扰素治疗，糖皮质激素对防止疾病进展和康复并无帮助。现大多学者不赞成使用。

（三）对症治疗

有呼吸困难、气管分泌物多且咳嗽无力的患儿应及时气管切开，必要时辅助呼吸，增加通气量，吞咽困难者鼻饲。

四、疗效评估

治愈标准如下：

（1）临床症状消失，肌力恢复正常。

（2）脑脊液蛋白含量降至正常。

（3）肌电图恢复正常。

（4）血清抗GM_1抗体滴度下降或消失。

五、预后评估

有呼吸肌麻痹和脑神经受累的患儿预后较差，过去本病病死率曾达30%。近年来由于合理使用人工呼吸器、加强护理、早期静脉应用大剂量免疫球蛋白，尤其是应用环孢素A治疗，许多患儿可在数周或数月后好转，病死率降至5%，但麻痹消失较慢，轻者在半年内麻痹消失，重者需1~3年才能恢复正常，有10%~15%患儿症状迁延，可遗有永久的功能障碍或慢性神经病变。

六、评述

IVIG治疗效果佳，早期用药可使疾病呈顿挫型表现，迅速完全康复。

七、摘要

急性感染性多神经根炎病理特点是脱髓鞘病变，有运动和感觉神经障碍、肌力下降及腱反射消失，脑脊液的蛋白细胞分离现象是本病的特征表现。IVIG治疗有效。

第四节　小儿癫痫

一、概述

癫痫是一种脑部慢性疾病，其本质是大脑神经元异常放电并产生相应的临床症状，不仅可有运动障碍，也可有感觉障碍、意识障碍、精神障碍以及自主神经系统症状。这种症状反复发作，在发作间隔期患儿基本正常。癫痫分原发性和继发性两大类。原发性癫痫发病率约为 3.3‰～5.8‰。小儿癫痫大多数在 10 岁前发病。

二、诊断标准

（一）诊断依据

（1）具有反复惊厥发作的特点，发作间隔期一般情况相对良好。每次惊厥发作情况（自主神经性发作无惊厥）大致相仿。根据临床表现、脑电图表现确定发作类型，如婴儿痉挛症、失神发作、癫痫持续状态、自主神经性发作（腹型癫痫、头痛癫痫、再发性呕吐）等。

（2）脑电图有发作性的棘波或尖波、棘慢波或尖慢复合波、高幅波等。常规脑电图检查阳性率 60%～70%，经各种诱发试验可提高至 80%～90%。有条件时应做 24h 动态脑电图检查。

（3）除外各种中毒、感染、颅内占位、低血钙和其他生化代谢障碍引起的惊厥发作。

具有上述第（1）～（3）项可诊断为原发性癫痫。

（二）鉴别诊断

1.屏气发作

婴幼儿较多见，多发生在 6～8 个月，有自限性，4～5 岁自行缓解。发作必须有诱因，如发怒、哭、疼痛刺激、跌倒，跌倒时枕部着地容易发病。本病有青紫型和苍白型两种发作形式。屏气发作时很像强直性肌阵挛，有的甚至可出现角弓反张、尿失禁，发作后一切正常，脑电图也正常。

2.晕厥

多发生在持久站立、排尿或咳嗽时，发作有短暂意识丧失及上肢短促阵挛，须与失神发作鉴别。晕厥发作前有自主神经系统功能不稳定的症状如出虚汗、苍白、头昏和黑蒙，脑电图正常。由平卧体位迅速转成直立体位可有一过性低血压变化。

3.睡眠障碍

夜惊多发生在 3～5 岁的儿童，入睡后不久，眼球运动处于快动相时，外界的弱刺激可引起强反应，惊醒，突然坐起，呈恐怖相，次日不能回忆，有自限性，进入学龄期自行缓解。

4.习惯性阴部摩擦

小儿在无意中下肢交叉摩擦外生殖器引起快感，日后形成习惯，主动频繁摩擦，可出现两颊潮红，两眼凝视，额部微微出汗。多发生在单独玩耍时。女孩较男孩多见。脑电图正常，须与颞叶癫痫的早期相鉴别。

三、治疗方案

治疗目的是控制发作，根治病因，防止脑损伤。及早治疗可使脑损伤减少。

（一）基本药物治疗

根据癫痫的类型选用药物是至关重要的（见表 12-1）。开始治疗以单一药物为佳，小剂量逐渐增加，直至有效治疗的最小剂量，定期检查血浓度，按有效血浓度调整药物剂量。疗程不少于 2~3 年，减量过程要长，不短于半年到 1 年，逐渐减量。服药期间密切观察药物副作用。

表 12-1　不同癫痫及类型的选药和剂量

药名	每日剂量 mg/kg	适应证
苯巴比妥（PB）	3~5	强直性肌阵挛（大发作），简单部分性发作
丙戊酸钠（VPA）	15~40	失神发作，肌阵挛，大发作，失张力发作
卡马西平（CBZ）	10~30	简单或复杂部分性发作，全身性发作

（二）病因治疗

有局限性脑部占位病灶者，如脑肿瘤、脑囊肿、脑脓肿、颅内血肿可考虑手术治疗；有代谢或内分泌紊乱者要采取相应的治疗。

（三）难治性癫痫

根据癫痫类型选用两种或两种以上药物联合治疗，在药物达到有效血浓度后仍不能减少癫痫发作的 50%，称为难治性癫痫。对这些病例可启用新药如托吡酯妥泰、氨己烯酸、拉莫三嗪。

（四）癫痫综合征

儿科最多见的为婴儿痉挛症，其脑电图波形有高峰节律紊乱。首选促肾上腺皮质激素（ACTH）或泼尼松，同时用硝西泮（硝基安定）或氯硝西泮（氯硝基安定）控制发作。

（五）外科手术治疗

药物治疗无法控制发作者，癫痫定位检查有局限性病变者如颞叶癫痫可行手术治疗，成功率可达 66%以上。

（六）癫痫持续状态

病情危险，首选地西泮（安定）0.2~0.5mg/kg 静脉注射，婴儿一次用量不超过 5mg，注射速度每分钟 1mg，必要时 30min 后重复 1 次，同时可联合应用苯巴比妥每次 5~10mg/kg 肌内注射，3~4h 后重复 1 次。也可选用苯妥英钠静脉注射，首次用负荷量 15~20mg/kg，注射速度不超过每分钟 1mg/kg，有效后可改用维持量每日 5mg/kg。另外要防止缺氧，保持气道通畅，纯氧吸入，必要时可用肌松剂，气管插管给氧。

四、疗效评估

治愈标准如下：

（1）服药期间无癫痫发作，减量停药后仍无癫痫发作。

（2）脑电图恢复正常。

（3）无智力低下和其他神经系统并发症。

五、预后评估

小儿癫痫的预后与发作类型、年龄、病因、脑电图以及治疗正规与否相关。特发性癫痫一般对药物疗效较好，50%以上病例能完全控制发作，另有 20%~30%能减少发作但不能完全控制，总有效率达 70%～80%，失神小发作、大发作预后较好。精神运动型如颞叶癫痫有 1/3～1/2 的病例难以控制。小运动发作、婴儿痉挛症治疗棘手，患儿常有智力减退，癫痫持续状态病情凶险，死亡率较高。

六、评述

脑电图是诊断癫痫的重要手段，但脑地形图（BEAM）对诊断毫无价值，BEAM 是定量脑电图的一种类型，通过转换即将时间函数转为频率函数，成为定量，然后 16 个电极的信号再经过二维线性内差算出 6000 个点，得出一个等电位图形。在这种转换过程中丢掉了波形和相位的概念，因而对癫痫诊断没有任何意义。在国外仅局限于实验室研究阶段，并未在临床推广应用，全世界只有中国在临床上广泛推广。CT 和 MRI 检查不作为诊断癫痫的必查项目，在分析癫痫的病因方面，这种影像学检查或许有所发现。药物治疗癫痫一定要反复查血浓度，以求维持最佳有效血浓度。

七、摘要

小儿癫痫及早治疗对防止脑损伤至关重要，药物治疗务必达到有效血浓度，规则服药，疗程须 2～4 年，停药要慢，逐渐减量，不能骤停，以免造成癫痫持续状态。药物治疗总有效率可达 70%～80%，难治性癫痫可考虑手术或其他治疗。

第五节　脑性瘫痪

一、概述

脑性瘫痪简称脑瘫，是因非进行性脑部病变影响运动神经功能所致的疾病。城市和农村发病率有差异，后者较高。早期诊断，早期干预治疗，预后可大大改善。

二、诊断标准

（一）诊断依据

（1）有自主运动功能障碍或有其他神经功能不正常，如癫痫、智力低下、语言障碍等。

（2）痉挛性脑瘫，肌张力增高，腱反射亢进，踝阵挛和巴氏征阳性，足部马蹄状内翻，足尖着地。托起患儿时双下肢可呈剪刀状交叉。或表现手足徐动、共济失调、肌张力低下。

（3）生后或幼婴儿时期发病，病变稳定，非进行性。

（4）排除遗传代谢性疾病。

具有上述第（1）～（4）项可诊断为本病。

（二）鉴别诊断

1.遗传代谢性疾病

发病后 3 个月内症状继续加重，病变呈进行性。

2.舞蹈病

伴有风湿活动，无智力障碍，也无其他运动障碍。

3.婴儿型脊髓肌肉萎缩症

生后 4～6 个月发病，四肢肌力、肌张力均明显降低，腱反射消失，重者可影响延髓，有吞咽困难和流涎，舌肌有纤颤。

三、治疗方案

（一）一般治疗

对行动不便的患儿的生活和饮食要进行管理，防止营养不良及褥疮的发生，心理和教养方面要积极鼓励，配合锻炼和治疗，防止自卑心理。

（二）运动锻炼和理疗

运动锻炼收效最大，对有肌肉肌腱挛缩者要先从被动运动开始，伸展肌肉和肌腱，积极鼓励患儿主动运动，必要时在器械上锻炼。在体育锻炼基础上配合理疗，增加局部血液循环有利于提高疗效。

（三）手术治疗

对运动锻炼及理疗效果欠佳的患儿可做矫形手术，改善肌肉和肌腱的挛缩。选择性脊神经后根切断术等有一定疗效。

（四）药物治疗

在改善肌张力过强上可选用肌肉松弛剂如盐酸乙哌立松（妙纳），每日 2～3mg/kg，分 3 次口服。也可用 dantroiene，是一种苯妥英钠的衍生物，开始每日 2mg/kg，分 2 次口服，逐步加量直至肌张力过强获得改善，但总量不超过每日 400mg。Baclofon 是一种 GABA 激动剂，开始每日 5mg，分 3 次口服，渐增加剂量，最大一日不超过 60mg。

四、疗效评估

脑瘫现尚不能彻底治愈。只能使瘫痪的肢体或肌肉的功能有不同程度的恢复。因脑瘫轻重不一，目前尚无评断疗效的统一标准，我国仍沿用 Bayley 婴儿发育量表，包括精神发育量表和运动量表，临床可以根据治疗前后量表的改变来评估疗效。

五、预后评估

虽然脑部病变是静止、非进行性的，但四肢痉挛性瘫痪如不进行治疗和锻炼，原来可行走的患儿最终会因肌肉肌腱挛缩而坐轮椅或卧床不起，脑瘫越早干预治疗，功能也可越大程度地恢复。

六、评述

早期诊断、早期干预是治疗脑瘫的关键所在。近年国外文献报道新生儿生后 7h MRI 检查如内囊后肢形态学有改变，可作为脑瘫诊断依据，改变了过去经典说法即生后 6 个月内不能诊断脑瘫的观念。

七、摘要

脑瘫是先天或后天性脑部病变的残留现象，早期发现、早期诊断、早期干预可使肢体功能不同程度的恢复。

第六节　假肥大型肌营养不良

一、概述

假肥大型肌营养不良（DMD/BMD）是 X 连锁隐性遗传病，由位于 Xp21 的 dystrophin

基因突变而致。该基因是我们人体中最长的一个基因,共有 75 个外显子。DMD 是 dystrophin 基因完全缺失或突变,使整个基因无法转录、翻译,使机体内完全不存在有活性的 dystrophin。而 BMD 突变位点能部分阻断其转录和翻译,故体内尚能合成部分有活性的 dystrophin 片段。

二、诊断标准

（一）诊断依据

（1）出生时正常,3 岁左右开始发病,肌萎缩无力,Gower 征阳性。腓肠肌有假性肥大,肌腱反射减弱到消失。晚期病例有脊柱和肢体畸形。部分患儿有智障表现。

（2）血清肌肉酶谱极显著增高,尤以肌酸激酶为甚。

（3）肌活检有肌肉灶性坏死,肌纤维被吞噬后长短不一,肌纤维分离,嗜碱性变,肌内膜纤维化。

（4）肌电图检查神经元电位和传导速度正常,但肌动作电位明显下降,并有多相运动变化。

（5）dystrophin 基因检测异常。

（6）排除婴儿型脊髓性肌萎缩、先天性肌弛缓及其他各型遗传性肌营养不良。

具有上述第（1）（2）（6）项可临床诊断本病,如同时具有第（3）～（5）项之一可确定诊断。

（二）鉴别诊断

1.婴儿型脊髓性肌萎缩

生后第 1 年内发病,骨盆和肢体近端肌群萎缩明显,腱反射消失,有舌肌纤颤,血清肌肉酶谱正常,肌电图神经元电位明显下降。

2.多发性肌炎

肌无力,肌痛及压痛,严重患儿可有皮疹。糖皮质激素治疗有效。

3.先天性肌弛缓

出生时即已存在,病变非进行性。

三、治疗方案

（一）一般治疗

此病目前尚无有效疗法,以支持和对症治疗为主,如物理治疗、骨科矫形治疗。

（二）基因治疗

dystrophin 的基因疗法在我国北京儿童医院儿研所已开展。

四、疗效评估

本病目前尚无任何疗法能阻断疾病的进展。

五、预后评估

预后差,大多数 DMD 患儿 10 余岁坐轮椅,30 岁以下死亡;BMD 可存活稍长,达 40～50 岁,患儿大多数死于心肌和呼吸肌麻痹。

六、评述

DMD/BMD 为儿科较常见的遗传性肌肉疾病。目前尚无特殊药物治疗,致残率高达

100%，故开展产前基因筛查，优生优育尤为重要。

七、摘要

DMD/BMD 为 X 连锁隐性遗传疾病，目前无有效疗法，基因治疗是努力的方向。

第七节 Reye 综合征

一、概述

Reye 综合征病因尚未完全清楚，临床以频发呕吐、发热和意识障碍为主要症状。病理特点为大脑水肿，肝、肾、胰等内脏脂肪浸润及变性。发病年龄有双相分布，<4 岁和 10～14 岁，近年发病率已有下降，病死率仍达 10%～20%。

二、诊断标准

（一）诊断依据

（1）反复呕吐、嗜睡、意识障碍、惊厥、昏迷，不发热。脑脊液检查除压力高外其余正常。

（2）肝脏轻至中度增大，肝功能异常，无黄疸。

（3）血生化检查：①ALT、AST 增高，血清胆红素基本正常。②乳酸增高。③肌酸激酶（CPK）增高。④凝血酶原时间延长。⑤低血糖（年幼儿多见）。⑥血氨可升高。

（4）排除中枢神经系统感染性疾病、中毒性脑病、遗传代谢性疾病、药物中毒等。

（5）脑电图有弥漫性慢波。肝脏活检有特异性微小囊性脂肪浸润。

具有上述第（1）～（4）项可临床诊断为本病，如同时具有第（5）项可确诊本病。

（二）鉴别诊断

1.水杨酸钠中毒

有较长期大量服用水杨酸钠历史，不发热，黄疸重，血清总胆红素常大于 85μmol/L，血氨正常。

2.中毒性脑病

高热，头痛，呕吐，烦躁不安，惊厥和昏迷，常有全身强直性肌痉挛。中毒性脑病症状多在原发病后几日或 1～2 周出现。

3.遗传代谢性疾病

婴幼儿和同一家庭中多人发病，复发病例应注意与遗传代谢性疾病区别：①鸟氨酸循环酶缺陷所致的高氨血症；②线粒体脂肪酸氧化异常的遗传代谢性疾病，如乙酰基辅酶 A 脱氢酶缺陷和肉碱转运缺陷；③有机酸血症；④糖原异生缺陷症。

三、治疗方案

（一）一般疗法

充分营养、水和电解质供给，纠正代谢性酸中毒，静脉持续 10%葡萄糖液点滴。

（二）脑水肿治疗

20%甘露醇每次 0.25～0.5mg/kg，根据病情每 4～6h 静脉注射一次，疗程 5～7d。

（三）其他

严重病例可血液置换及经鼻或气管机械通气。可试用卡尼汀（左旋肉毒碱）静脉滴注治疗本病。

四、疗效评估

治愈标准如下：

（1）临床症状体征消失，神志清楚，反应机敏。

（2）肝功能恢复正常，CPK、凝血酶原时间恢复正常。

（3）脑电图恢复正常节律，弥漫性慢波消失。

五、预后评估

近年来 Reye 综合征的死亡率有所下降。综合治疗大多数患儿可获治愈，病情严重者死亡率高，存活者也多有神经系统后遗症状。

六、评述

Reye 综合征是一种异质性疾病。部分遗传代谢病如鸟氨酸循环代谢紊乱、中链脂肪酸代谢紊乱都有类似 Reye 综合征的病症。我们临床曾遇到由感染或水杨酸钠诱发的 Reye 综合征，有可能是在亚临床性代谢病基础上演变而来的。

七、摘要

Reye 综合征累及大脑、肝脏、肾脏、胰腺，症状凶险。目前病因尚未清楚。临床以支持和对症治疗为主，轻型的大多在处理后 72h 康复，重型有一定死亡率和后遗症状。

第八节　注意力缺陷多动症

一、概述

注意力缺陷多动症（ADHD）过去有许多不同的病名，如轻微脑功能不全等。20 世纪 80 年代人们将注意力不集中和学习障碍归类于同一种疾病，称为多动症，以后随着对疾病的深入了解，将学习障碍分出去，而多动症仅局限于行为上的症候群，包括三方面：①多动；②冲动；③注意力不集中。近年人们认识到，注意力不集中较多动和冲动更为重要。ADHD 发病率约 0.1%，男性多见，男女比约为 4∶1 至 6∶1。

二、诊断标准

（一）诊断依据

按照美国精神协会制定的诊断标准，ADHD 的症状可分为两部分：①注意力项；②多动项（表 12-2）。每项≥6 个相关症状并持续六个月以上、年龄在 7 岁以下诊断方能成立。

表 12-2　ADHD 诊断依据

注意项	多动项
易受外来影响而激动	在教室常常离开座位
无监督时难于有始有终完成任务	常未加思考即开始行动
难以持久性集中注意（作业，游戏）	集体活动常不按次序

续表

注意项	多动项
听不进人在说什么	常在问题尚未说完时即抢答
经常丢失生活及学习用品	难于安静地玩耍
在学校课堂注意力分散，成绩不佳	做出过分行动如爬高，乱跑
不能组织达到一定目的的活动	参与危险活动
一事未完又做另一事	坐立不安，动手动脚
—	常干扰别人
—	说话过多

（二）鉴别诊断

1.脆性 X 综合征

X 连锁遗传性疾病，小孩发病有大耳，大睾丸，多动，染色体 Xq27.3 有脆性位点，智商（IQ）常＜70。

2.苯丙酮酸尿症

智力低下，行为异常，有肌痉挛或癫痫小发作，肌张力增高和腱反射亢进。皮肤、毛发、虹膜色泽变浅，尿和汗液有臭味，Guthrie 试验阳性。

3.Tourette 综合征

2～15 岁发病，不自主的多组肌肉抽动和发声，注意力不集中，精神紧张时加重，夜间睡眠中消失，智力正常。

4.正常的活泼儿童

3～6 岁男孩从小比其他儿童活泼，缺乏管教而放任，但达不到上述 ADHD 诊断标准，有时能集中注意力。

5.其他

听力障碍或智力低下引起的类似 ADHD 的症状。

三、治疗方案

（一）一般治疗

要在精神、生活和学习上培养患儿的自制、自主的能力，逐步适应学校和社会的规律生活。

（二）基本药物治疗

哌甲酯（利他林）每日早晨上课前半小时服用 1 次，每次 0.3mg/kg，如 2 周后无效或药效在中午后减弱，可增至每次 0.6～0.8mg/kg，如下午小儿症状仍无进步，可在早晨服药后 3h 再服药 0.3mg/kg。寒假、暑假可停服，也可用有兴奋中枢神经系统作用的中药。

（三）非药物治疗

内容包括：①行为矫正疗法；②认知训练；③运动训练。

四、疗效评估

经上述综合治疗后，能减少患儿在表 12-2 中注意力项与多动项中符合的项目为好转。

五、预后评估

大多数患儿在服用哌甲酯后学习和生活能力有所提高。骤然停药会有症状反跳。有的患儿至少年期仍有冲动行为及学习问题，约 1/3 患儿至成年后仍有不同程度的症状。

六、评述

ADHD 的发病机制尚未完全清楚，近来根据第三代 MRI 检查大脑皮层中央前回五区葡萄糖代谢有异常，是否由此影响大脑兴奋和抑制的平衡尚待日后进一步探讨。

七、摘要

ADHD 是行为方面的疾患，诊断上要与其他精神和行为疾患相鉴别，治疗要不懈的努力，以一般治疗为主，药物治疗为辅。

第十三章　骨科疾病

第一节　锁骨骨折

锁骨骨折是小儿最常见的外伤之一，占上肢骨折的第三位，50%以上发生在10岁以下的儿童。它的发病率虽高，但预后较好。

锁骨为S形的长管状骨，连接着肩胛骨与躯干。锁骨内部呈致密的蜂窝状结构，无明显的髓腔结构。外观上其外侧半向后弯曲，呈凹形。内侧半向前突出呈弓形。锁骨的外1/3的截面呈扁平状，内1/3的截面呈棱柱状，中1/3是内外两端的移行部位，而且中1/3段的锁骨直径最小，是锁骨在解剖学和生物力学中的薄弱点，所以骨折常发生在骨干的中1/3段和中外1/3交界处。

一、病因和病理

根据受伤类型可分为两种：

（一）间接暴力

最常见，如婴幼儿跌倒或者从床上和椅子上摔落地面时，手或肘部着地使暴力向上传导到锁骨而发生骨折。

（二）直接暴力

锁骨受到直接暴力的打击而发生骨折。若暴力过大，可造成粉碎性骨折。产伤是新生儿锁骨骨折的一大原因，锁骨骨折占产伤的第一位。产伤所致的锁骨骨折与许多因素有关，包括胎儿的体重、产式、产妇分娩的体位、接生者的经验等。剖宫产一般很少引起锁骨骨折。

锁骨骨折的基本类型一般可分为锁骨中段的骨干部骨折、锁骨外侧部骨折、锁骨内侧部骨折。

婴幼儿常为青枝骨折，年长儿童则多为完全性骨折，可以没有明显移位，但大多有向前成角和短缩重叠畸形。小儿开放性锁骨骨折极为少见。

二、临床表现和诊断

儿童锁骨骨折的诊断并不困难。一般有明显的外伤史，典型症状有患肩低垂，患儿常用健侧手托扶患侧肘部，以缓和患肢自身重量及胸肌和斜方肌对骨折断端的牵拉作用所致的疼痛。骨折局部有肿胀、隆起、骨擦音和触痛。应同时注意检查并记录有无呼吸急促、皮下气肿、血肿，患侧上肢有无肿胀以及感觉和运动功能有无障碍，以判断有无骨折端刺伤胸膜和锁骨下血管、神经。

婴幼儿如为青枝骨折，局部畸形、肿胀不明显，但活动患侧上肢或按压锁骨时，患儿有啼哭和叫痛。当外伤史不清或临床表现不明显时容易漏诊，应予高度注意。

新生儿产伤的锁骨骨折由于症状轻微或无症状而不易发现，常在出生后半月左右在锁骨部位发现有隆起的肿块、拍X线片后才被诊断。新生儿的锁骨骨折多表现为假性瘫痪，患侧上肢活动减少，拥抱反射（Moro反射）不对称，应注意与臂丛神经损伤或肱骨急性骨髓炎相鉴别。

影像学检查：绝大多数锁骨骨折均可在常规的前后位 X 线片上发现，X 线片可以确定骨折的部位及移位的方向和程度。但锁骨内侧部骨折在常规的 X 线片上难以发现，此时 CT 检查有助于进一步观察胸锁关节。

三、鉴别诊断

新生儿锁骨骨折应与产伤麻痹（臂丛神经损伤）和肱骨急性骨髓炎相鉴别。臂丛神经损伤有产伤史，患肢完全麻痹，软弱无力，上肢活动消失。肱骨急性骨髓炎时有发热和炎症反应（如血象增高，血沉、C 反应蛋白升高等），起病时间较长时可在肱骨 X 线片上发现骨膜反应或骨质破坏。胸部 X 线片可以证实或排除有无锁骨骨折。

新生儿的锁骨骨折有时还需与先天性锁骨假关节相鉴别。先天性锁骨假关节为胚胎发育中锁骨内、外两个骨化中心未能正常融为一体所致。在新生儿表现为锁骨中外 1/3 交界处有假关节活动和局部包块，多发生在右侧锁骨。随着年龄的增长，局部畸形加重。X 线表现为锁骨中外 1/3 处假关节形成，两断端接近并表现为鳞茎状的团块。一般不产生临床症状和功能障碍，长期随访发现先天性锁骨假关节对锁骨长度的发育、肩锁关节、胸锁关节均无影响，不需要特殊治疗。

四、治疗

对新生儿及婴儿锁骨骨折的治疗，大多数临床医师认为一旦确诊，不论有无移位，给予适当固定是必要的。对无明显移位者，固定可防止因活动而导致的骨折移位；对骨折明显移位者，固定制动可防止移位加重，减少软组织损伤。固定可用"8"字绷带，或者将患肢屈肘 90°，用绷带将患侧的上臂和前臂固定于躯干，固定时间为 2 周。另外仰卧睡眠时可在患侧肩下垫软垫以防止患肩过度下垂。

轻度移位的儿童和青少年锁骨中段骨折以及青枝骨折，一般不需手法复位，为了舒适和减轻疼痛可将双肩用"8"字绷带固定 3～4 周。行"8"字绷带固定时，要注意"8"字绷带的走行方向，"8"字的交叉点在后背两个肩胛骨之间，不要搞反。固定时注意要松紧适度，双腋下可放一些棉垫，以避免过紧压迫腋下血管。固定期间要交代家长观察双上肢有无肿胀、麻木、发绀等异常情况，以便及时处理。也可采用"双圈法"固定，即用毛巾或绷带、棉花、纱布制成两个单独的软圈，套于两腋窝，将两圈在患儿的背后拉紧并用绷带固定，原理同"8"字绷带固定法。目前也有现成的"8"字固定支具可供使用。

当骨折严重移位，有刺破皮肤的危险时，也有人试行在固定前做闭合复位。一般需用局部麻醉，患儿取坐位，术者在患儿身后用膝部顶住两肩胛骨之间，再用双手向后牵拉两肩，助手可用手在前方沿皮下触摸辅助复位。复位后再用"8"字绷带外加石膏固定。

小儿锁骨骨折除非合并有血管和神经的损伤，需做手术进行探查和修复以及较少见的开放性骨折外，一般无手术适应证。个别情况下，如小儿将来要从事特殊行业，对外观有特殊要求或不能接受局部畸形愈合外形的，在向监护人充分说明手术的风险和各种并发症如骨折不愈合、感染、手术瘢痕增生后，也可手术复位内固定。因为虽然有移位的锁骨骨折常不易整复和保持良好的位置，但外形是可以接受的，且功能均很好。畸形愈合和局部骨痂形成的包块多可在 1 年内通过再塑形而消失。

锁骨骨折行开放复位手术时，在锁骨上方骨折部位做一个 2.5cm 长的小切口，在显露移位的骨折块时，应该特别小心，以免损伤锁骨下的神经血管（锁骨下动、静脉）和胸膜顶。解剖到锁骨后，尽量不剥离或少剥离骨膜，将选好的克氏针从锁骨的远侧端的断端顺行穿出至肩峰旁皮肤，然后将骨折处复位，再逆行钻入克氏针跨过骨折线到近侧端一段距离，多余针尾剪断去除，并将外端弄弯埋于皮下或置于皮外，以防肩部的活动导致克氏针向内侧移动而进入身体的重要结构。克氏针的粗细要合适，过细抗弯曲能力不足，过粗则有导致锁骨皮质劈裂的可能。术后上臂用吊带悬吊固定1～2周，骨折愈合后拔除克氏针。

传统的克氏针逆行髓腔内固定的缺点是可能出现松动、滑脱和针尾外露致局部感染、肩关节功能受限。故有人采用一端有螺纹的髓内针及空芯加压螺纹钉固定，固定强度可靠，术后功能恢复佳，并发症也较少，缺点是需要特殊器械，操作相对复杂。

其他有报道的内固定方法有钢板螺钉内固定和镍钛形状记忆合金锁骨环抱器等。钢板螺钉内固定对位佳，又牢固稳定，但切口长且骨膜剥离广泛，影响局部血供，易发生骨折延迟愈合及骨不连，甚至当拆除钢板后可发生再骨折。用镍钛形状记忆合金锁骨环抱器治疗粉碎性锁骨骨折只适用于中段骨折，且骨膜剥离也很严重，影响骨折愈合。

另外的一种治疗选择是经皮巾钳提拉复位逆行穿针内固定，需在X线透视下操作。但年龄较大者因锁骨粗大，而巾钳钳弓较细，复位时可致巾钳扭曲变形；肥胖儿童因皮下脂肪较多，经皮进巾钳时夹持不到锁骨，均不适合本疗法。不要忽略发生率较低的锁骨外侧部骨折和内侧部骨折。小儿锁骨外侧部骨折常为经骺板骨折而不像成人那样有真正的肩峰锁骨分离。小儿完整的骨膜管可保证骨折的愈合及塑形，轻度的移位和损伤可采取保守治疗，有严重的畸形时才需要手术复位及固定。

同样，锁骨内侧部骨折都貌似胸锁关节脱位。但大多是经骺板的损伤，CT检查比较容易诊断。如果锁骨干端向前移位，其危险性小，塑形预后好；如果向后移位，则纵隔内的结构有受压和损伤的危险，患儿会有锁骨内侧或胸骨疼痛并伴有吞咽及呼吸困难，应先试行闭合复位，复位失败或复位后不稳定需行切开复位手术。

第二节 肱骨近端骨骺分离

肱骨近端骨骺由三个骨化中心发育而成，分别发育成肱骨头、大结节和小结节，在生后4～6个月、3岁和5岁左右依次出现，于7～8岁三个骨骺融合成为肱骨近端一个骨骺，至19～22岁肱骨近端骨骺与肱骨干融合。因此，肱骨近端骨骺分离多发于11～15岁的青少年，最多见的是Salter-HarrisII型骨骺损伤。少数年幼儿童也可发生，由于此时的肱骨近段骨骺几乎都是软骨，所以多为Salter-HarrisI型骨骺损伤。Salter-Harris III型和IV型骨骺损伤则很罕见。对于年幼儿童的严重骨折或骨骺损伤，应怀疑为虐婴综合征。一般男孩多于女孩，为（3～4）：1。

一、发病机制

肱骨近端骨骺分离多为间接暴力所致，在前臂处于内收、伸直和外旋位时，外力沿肱骨干向上传导而造成骨折。常见的外伤方式是向后摔倒时，患者伸肘用手试图防止摔倒，由肱骨内收和前移产生的后外剪切应力而造成。另外，直接暴力或者摔倒时肩部外侧着地也可造成肱骨近端骨骺分离。干骺端常向前方移位，沿骨骺后面的骨膜附着一般比前面更为坚强，大多数情况下由于有较厚的骨膜套，骨折端会保持在一种稳定的位置上，后方骨膜袖的完整使之有很强的塑形潜能。但一旦骨膜被撕裂并向远端剥脱后，骨折端就变得很不稳定。

二、临床表现和诊断

肱骨近端骨骺分离是 5～15 岁的儿童肩部损伤中最多的一种损伤。有患肢功能障碍、局部肿胀和压痛等表现。对于完全移位的骨折，有上臂变短，呈伸直外展位，在接近喙突的腋前方形成异常突起。用手握住患侧屈曲的肘关节而另一手抓紧肱骨头时，可感觉到骨折断端的反常活动和骨擦音。无明显移位者可无上述症状。通过正侧位的 X 线拍片可以作出诊断。

三、治疗

婴幼儿的骨骺损伤为 Salter-HarrisI 型，如上臂出现缩短和外展畸形，应通过手法牵引来恢复上臂的长度和力线，牵引时使上臂外展 90°、屈肘 90°、外旋 15°～25°。一般不需麻醉，也不必追求精确的复位。然后对肩和上臂用 Velpeau 绷带固定 3～4 周。

6 岁以上的儿童和青少年多为 Salter-HartisII 型，如果没有移位，用 Velpeau 绷带固定 4 周即可。有轻度移位但成角畸形不超过 20°者，可在无麻醉下试行轻柔手法复位，然后用 Velpeau 绷带固定 4 周，同样不必追求精确的复位。如果成角畸形超过 20°，则应该手法复位使之达到可以接受的位置。

因为肩关节是人体骨骼中活动范围最大而且不负重的关节，年龄越小生长潜力越大，一般 20°以下的成角畸形以后可以通过自体塑形而获得纠正。肱骨上端伸出的骨性突出，可能会使上肢的内收和内旋受限，但在数年后这些骨突大多被吸收和塑形，肩关节的活动功能可以恢复正常。超过 11 岁的伴有严重移位的畸形不能完全纠正，常残留一定的缩短和成角。

年龄超过 11 岁或成角超过 20°的移位骨折，一般手法复位不满意者，也可在麻醉后，在 C 形臂 X 线透视下复位，如复位后骨折稳定，可用 Velpeau 绷带固定 4～5 周，直至骨愈合到可承受肩关节徐缓活动的程度。如骨折不稳定，可在复位后从外侧的肱骨干经皮斜向插入 2 根克氏针穿过骺板固定，以维持复位后的位置。针尾埋于皮下，术后 3～4 周拔出。上臂于中立位固定。

手术切开复位的适应证：①患儿年龄较大，超过 11 岁，闭合复位未达到要求者；②肱二头肌长头嵌夹于骨折端；③少见的 Salter-Harris III 型和IV型骨骺损伤；④骨折合并脱位；⑤开放性骨折。手术常采用肩部前内侧切口，暴露骨折端后容易得到满意的复位，可用螺钉或克氏针固定。术后用超肩石膏托或三角巾悬吊患肢。

第三节　肱骨干骨折

肱骨干骨折指的是由肱骨的胸大肌止点上缘至远端肱骨髁上间所发生的骨折。小儿的肱骨干骨折并不是很常见。

一、发病机制和移位

肱骨干骨折多为直接暴力所致，如摔倒时一侧上臂着地，骨折多为横断或粉碎型骨折。间接暴力所造成的多为斜行或螺旋形骨折。如果轻微外力造成肱骨干骨折，要注意是否为病理性骨折，仔细检查肱骨干骨折部位有无骨囊肿、骨纤维结构不良等基础病变。

　　肱骨干骨折后，由于骨折部位肌肉附着点不同、暴力作用方向及上肢体位的关系，可有不同的移位情况。

　　当骨折在肱骨的中上 1/3，在三角肌止点以上者，骨折的近端受到胸大肌、背阔肌和大圆肌的牵拉而向内收、内旋，骨折远端在三角肌的牵拉下向外、向上移位。

　　当骨折在肱骨的中下 1/3，即在三角肌止点以下者，骨折近端受三角肌、喙肱肌牵拉的作用而向外、向前移位，骨折远端受到肱二头肌和肱三头肌的牵拉作用而发生向上的重叠移位。

　　如果骨折位于肱骨干的下 1/3，由于患儿常将前臂悬吊于胸前，骨折远端常呈内旋位。

二、临床表现和诊断

　　一般均有明显的外伤史，局部疼痛、肿胀明显，压痛剧烈，上臂有成角畸形，触摸有反常活动和骨擦音，均可诊断骨折。摄 X 线片不仅可以确诊，还可明确骨折的部位、类型及移位的情况，以供手法复位时参考。

　　因为桡神经自腋部发出后，在三角肌粗隆部以下，紧贴着肱骨干，沿着从肱骨后侧自内后向外前方向斜向走行的桡神经沟走行，所以在肱骨中下 1/3 骨折时，由于骨折移位牵拉或者两骨折端的嵌夹均可造成桡神经的损伤。桡神经有损伤时，出现典型的垂腕和伸拇及伸掌指关节功能的丧失、前臂旋后不能、第 1～2 掌骨间背侧"虎口"区皮肤感觉丧失等表现，首次就诊时就应该详细检查并在病历上予以记录。

三、治疗

　　对于有明显移位的肱骨干骨折，应该根据 X 线片所显示的骨折部位和移位方向，首先行手法复位。复位的标准是不必强求端对端的完全复位，允许有 1.0～1.5cm 的重叠，成角畸形最好不超过 15°～20°，要避免发生旋转。复位达到要求后，对婴幼儿可将上肢用绷带固定于胸壁 4 周即可；较大的儿童可采用悬吊石膏管形或肩人字石膏固定。采用悬吊石膏时，石膏应上至腋窝下至掌骨头，肘屈曲 90°，前臂中立位；悬吊带的长度要合适，太长可致向前成角，太短可形成向后成角。患肢如放于外展支架上更可以减少因重力作用而引起的骨折端间分离作用。

　　对于斜行或不稳定的骨折，有严重的重叠，手法复位后位置仍不满意者，可用皮肤牵引达到并维持在可允许的位置；对皮肤或软组织条件不好不能做皮肤牵引者，或者粉碎性骨折和开放性骨折也可行尺骨鹰嘴牵引。

　　肱骨干骨折一般很少需要手术切开复位的。切开复位内固定的适应证有：因骨折端嵌入软组织或闭合复位和牵引不能达到功能复位的要求者；肱骨有多段骨折者；开放性骨折伤后时间在 8h 以内，经过彻底清创保证不会发生感染者；病理性骨折。

　　内固定方法根据骨折类型和患者的具体情况而定，可选用包括髓内针、接骨钢板、交叉克氏针、螺钉、可吸收棒或可吸收螺钉等各种方法。在使用内固定和骨折愈合后行取出内固定物的手术时，要十分小心，避免损伤桡神经。

　　肱骨干骨折伴有桡神经损伤在小儿比成人相对要少。在闭合性骨折中，桡神经的完全断裂非常少见，多为骨折端的挤压或挫伤引起的不完全性损伤，骨折保守治疗后桡神经功能几乎都能恢复。常规神经探查有可能增加不必要的手术和并发症。

　　在桡神经的功能尚未恢复前的观察期，应将腕关节置于功能位，并使用可牵引手指伸直的活动支架，进行被动的功能锻炼，以防止畸形或关节僵硬。同时定期做肌电图检查。如果受伤后 3 个月神经功能无恢复者，则应行桡神经探查术。

但对于发生桡神经麻痹的肱骨干开放性骨折，应在伤口清创和冲洗的同时探查桡神经。

第四节　肱骨髁上骨折

肱骨髁上骨折是指肱骨髁上 2～3cm 处的骨折，据统计约占儿童全身骨折的 1/4。肱骨髁上骨折也是儿童肘部损伤中最常见的骨折，占肘部骨折的 60%～70%。好发于 5～12 岁年龄组，男童多，约为女童的 2 倍。该骨折常并发肘部的血管和神经损伤，后遗症较多。

一、发病机制和分型

一般将肱骨骨折分为伸直型（包括伸直尺偏及伸直桡偏型）和屈曲型两大类，绝大多数骨折是伸直型，屈曲型仅占 3%～5%。

当跌倒受伤时肘关节呈伸直或半屈状，手掌着地，地面向上的反作用力传导到肱骨下端，可造成伸直型的肱骨髁上骨折。青枝型或不全骨折时后方的骨皮质尚未完全断裂，骨折向前成角；完全骨折时，骨折线多为前低后高的斜形，骨折的近端向前下方移位，有时可压迫或刺伤肘部前方的正中神经和肱动脉，骨折的远端则向后上方移位。

由于暴力可来自于肱骨髁部的前外侧或前内侧，从前后位的 X 线片上看，远端骨折块可向尺侧或桡侧方向移位，有人将他们分别称之为伸直尺偏型和伸直桡偏型肱骨髁上骨折。其中伸直尺偏型肱骨髁上骨折以后发生肘内翻的危险较大。

如果受伤时肘关节处于屈曲位，肘后部直接着地，外力自下而上，尺骨鹰嘴直接撞击肱骨的髁部，造成屈曲型的肱骨髁上骨折。伤后骨折的病理改变恰恰与伸直型相反。青枝或不全骨折时肱骨远端前方的骨皮质连续，而后方出现分离，形成向后成角；完全骨折时骨折近端向后移位，而骨折远端则向前移位，但移位一般不如伸直型那么严重。

按骨折的移位程度，1959 年 Gartland 提出另外一种实用性肱骨髁上骨折的分类：①Ⅰ型：骨折无移位；②Ⅱ型：骨折远折段后倾或同时有横向移位，后侧骨皮质仍完整；③Ⅲ型：骨折断端完全移位，骨皮质无接触。

1988 年 Piton 等对此分类略加修改，把Ⅱ型分为两个亚型，Ⅱa 型骨折单纯远折段后倾，后侧皮质完整；Ⅱb 型骨折有横向移位，或兼有远折段倾斜，但断端仍有接触。

二、临床表现

有明显的上肢外伤史，多因肘部伸展位手部着地受伤，伤后患肘肿胀、疼痛、运动明显受限，局部出现瘀斑，或出现肘部畸形。应检查桡动脉有无搏动，手部功能有无障碍，以判断有无合并血管、神经损伤。摄 X 线片即可了解骨折移位状态。

三、诊断和鉴别诊断

（1）有上肢外伤的病史。

（2）肘部出现肿胀或有瘀斑，不敢活动、压痛明显，或出现肘部畸形，如肿胀较轻、就诊早可检查肘三角是正常的。

（3）宜认真检查桡动脉搏动有无和手部功能情况以判断有无神经损伤。

（4）X 线片检查，应摄肘关节正侧位片以确定骨折的类型、移位情况，不仅确定诊断，也为复位提供依据。

（5）需与肱骨下端骨骺分离鉴别，肱骨小头未骨化以前很像肘关节脱位，但无骨擦音。

四、治疗

（1）骨折无移位或轻微移位者，肘关节功能位石膏托固定。

（2）骨折移位明显、肿胀不重，宜手法复位，复位后伸直型以过屈位石膏固定，但复位后2～3d及1周应来院检查复位情况。同时要注意局部肿胀加重而影响远端血运，主要表现剧烈疼痛，手部苍白或青紫、发凉，桡动脉减弱或消失，如出现应立即解除固定，以防止缺血性挛缩的发生。

（3）骨折移位明显、肿胀不重，复位后又不稳定者，可在X线指引下，在肱骨内、外髁经皮克氏针固定，以防骨折再移位，效果较好，术后以功能位石膏托固定。

（4）骨折移位明显、肿胀严重、手法复位困难者，可经尺骨鹰嘴横穿一克氏针，进行悬吊牵引或伸直位前臂皮牵引，待肿胀消退后，可在床边X线协助下进行整复，一般在2～3周有纤维连接即可去掉牵引，逐渐开始练习肘部活动。有时仍需功能位石膏托保护。

（5）合并有神经损伤者，常为桡神经损伤，约80%以上8～12周自行恢复，如超过3个月后仍不恢复方可手术探查。有神经损伤者应及时应用神经营养药物以促进其恢复。

（6）手术适应证为开放性骨折、肱动脉损伤、陈旧性移位骨折，以及合并神经损伤经观察无恢复者。

（7）选用小夹板固定者，应有一定经验，固定要松紧适宜，并留院观察，密切观察末梢血运，严防缺血性挛缩的发生。

（8）根据年龄的大小，石膏固定3周左右。

（9）肘内翻是肱骨髁上骨折常见的并发症，一般5岁以后可行肱骨下端截骨矫形术。

（10）肘关节僵硬，少数手法复位者有时并发骨化性肌炎或创伤性关节炎，尽可能行功能锻炼，如不能恢复可行关节松解术，术后应用CPM协助功能锻炼。

五、预后

此骨折属关节内骨折，固定时间2～3周，关节僵硬是常见的并发症，宜及早进行康复训练。

第五节　肱骨外髁骨折

肱骨外髁骨折较为常见，属儿童骨骺IV型损伤，是关节内骨折，好发于4～10岁儿童。

一、病因

跌倒时伸肘、手着地。桡骨头冲击肱骨小头而发生肱骨外髁骨折。

二、病理

根据移位情况分为：①I型无移位；②II型向外移位；③III型翻转移位。

三、临床表现

肘部外伤后肘部疼痛，肘关节处于微屈位，活动明显受限，肘外方肿胀，有明显压痛，可扪到骨擦音和移位的骨块，肘三角外形破坏。

四、诊断和鉴别诊断

（1）有肘部外伤史。

（2）肘部以外侧为主的肿胀、压痛及活动障碍。

（3）肘关节正侧位片，可见骨折及其移位情况。

五、治疗

（1）Ⅰ型无移位，可行前臂旋后位，肘功能位石膏托固定。

（2）Ⅱ型轻度外移，可试行复位，如复位成功，石膏固定，如复位困难宜切开复位。

（3）Ⅲ型应切开复位。以双克氏针固定。

（4）对陈旧性Ⅲ型骨折，超过3个月者则复位困难，宜适当松解伸肌腱才可能复位，同样需克氏针固定。

六、预后

对晚期患者可发生骨迟延愈合或不愈合，骨块发生缺血性坏死，骨骺早闭及肘外翻畸形，以致发生迟发性尺神经炎。

第六节　肱骨内上髁骨折

肱骨内上髁骨折属于Salter-HarrisⅠ型或Ⅱ型骨骺损伤，好发于7～15岁的儿童。

肱骨内上髁骨化中心约在6岁出现，16～18岁时与肱骨干骺端融合，该处是前臂屈肌总腱的起点，又是肘关节侧副韧带的止点，尺神经经过内上髁后侧的尺神经沟，所以肱骨内上髁骨折易发生尺神经的损伤。但肱骨内上髁不参与肱骨的纵向生长，故此骨折不影响肱骨的长轴生长。

肱骨内上髁骨折是由于肘关节在外翻位前臂屈肌急剧收缩，导致内上髁撕脱骨折。临床上分为四型：①Ⅰ型：骨骺无移位或仅轻微移位，但在任何平面骨骺移位≤5mm，X线片上仅见shenton线中断、不连续；②Ⅱ型：骨骺移位≥5mm，并向远端旋转移位至关节水平面；③Ⅲ型：移位的骨骺经破裂的关节囊而嵌入关节内，常合并桡骨头的软骨面的损伤；④Ⅳ型：除移位的骨骺嵌入关节内外，同时还伴有肘关节向外侧脱位。

一、临床表现

取决于骨折的类型。一般表现为肘关节处于屈曲位，局部疼痛，肱骨内上髁处肿胀，时有皮下瘀斑。体检局部有固定压痛，偶尔可扪及活动的骨折块。要注意有无尺神经损伤。X线片可显示骨折移位情况。但对于6岁以下的患儿，由于内上髁尚未骨化，临床检查所见肱骨内上髁处血肿可能比X线片所见更明显。若肱骨内上髁已经骨化，则摄健侧X线片有助判断肱骨内上髁的正常位置。

二、治疗

骨折无明显移位，可采用肘关节屈曲、前臂旋前位石膏托固定3周。

骨折移位超过5mm者一般均需手术切开复位内固定。若骨折在明显移位情况下畸形愈合，由于前臂屈肌及旋前圆肌起点向下、向外移位，可导致肘关节无力和外翻不稳定，影响肘关节的功能。对已有尺神经损伤者应手术探查。对6岁以下患儿可通过克氏针或缝合固定。大于 6 岁的患儿亦可用 1 枚松质骨螺钉经内上髁骨块进入肱骨远端固定。术后用石膏托固定肘关节屈曲 90°、前臂旋前位，3～4 周后去掉石膏，拔除克氏针，开始功能锻炼。

第七节　桡骨头半脱位

桡骨头半脱位好发于 2～5 岁小儿，伤后则哭闹，患肢下垂不敢持物而就诊，经手法复位而愈。

一、病因

常常是由上楼梯或穿、脱衣服时被成年人猛然用力牵拉所致。

二、病理

小儿桡骨头不像成人呈漏斗状而成桶形，因而易从环状韧带部分拉出，此时局部滑膜可嵌夹在半脱位的关节间隙中。

三、临床表现

随着牵拉动作，小儿立即哭闹并拒绝用患肢活动持物，牵拉者有时可在牵拉时听到肘部弹响。患儿用健手托着患肢，肘关节半屈位，前臂旋前位，活动明显受限。

四、诊断和鉴别诊断

（1）有明显牵拉前臂史。
（2）患儿啼哭、患肢不能持物、活动明显受限。
（3）肘部无肿胀，呈轻度屈曲状，前臂内旋位。
（4）肘部 X 线片检查正常。

五、治疗

（1）经屈肘旋后前臂的手法复位后患肢立即能持物。
（2）嘱其家长注意今后避免牵拉前臂的动作。

六、预后

无不良影响，但伤后如不注意保护有可能复发。

第八节　股骨干骨折

股骨干是人体最长的管状骨，重而致密，向前外侧呈弓形。股骨后方有一股骨粗线，是一坚实隆起的嵴，为股骨坚强的支撑物，也是肌肉和筋膜的纵形附着线。

股骨近端的骨骺和骺板的发育是最复杂的。股骨头的骨化通常在出生后 4～6 个月内开始。股骨远端骨化中心在足月婴儿出生时即已出现，是人体生长最活跃的一个骨骺骺板单位，它的生长提供股骨长度的 7%，在女孩 14～16 岁干骺端闭合，男孩为 18～19 岁。

在股骨上 1/3 骨折，骨折近端因髂腹肌、腹肌牵拉而屈曲，臀中、小肌牵拉而外展，短外旋肌及臀大肌牵拉而外旋；骨折远端被腘绳肌、股四头肌牵拉向上，内收肌牵拉而内收，垂力作用向下。股骨中 1/3 骨折移位无一定规律，一般是近折端屈曲，远折端向前移位。股骨下 1/3 骨折，由于腓肠肌的牵拉，骨折的远折端向后倾斜，近折端内收向前移位。

一、临床表现

骨折多发生在股骨中段，呈斜行或横断骨折，局部剧烈肿胀和疼痛，有的可出现贫血，个别引起休克。患肢不能活动，触之即哭闹，并可触及骨擦音，肢体出现缩短和成角畸形。

二、诊断和鉴别诊断

（1）患肢剧烈肿胀，缩短和成角畸形，呈假性瘫痪。

（2）明显触痛。检查中不要建议做骨擦音检查以免加重患儿痛苦。

（3）血红蛋白和红细胞有不同程度降低。

（4）X 线摄片检查可证实骨折的部位和移位情况。

三、治疗

（1）发生后可用患肢绷带固定，将患肢伸直后贴于胸腹前壁固定或穿 Palik 吊带形外展固定。

（2）3 岁以下幼儿可行下肢悬垂皮肤牵引，须注意足趾血循环和保暖。

（3）水平牵引或 90°悬垂牵引，固定后注意观察足趾血运。

第九节　急性血源性骨髓炎

骨髓炎指骨组织的炎症，任何年龄的小儿均可发病。男性较女性多 3～4 倍。

一、病因

一般为血源性感染，少数由体外刺入或因开放性骨折所致。病原菌以金黄色葡萄球菌为最多，偶为肺炎球菌、沙门杆菌或其他化脓菌。原发感染可来自皮肤脓疱疹、齿龈脓肿或上呼吸道感染。

二、病理

血源性骨髓炎多由干骺端的营养血管处起病。此处血流速度减慢，致病菌繁殖和停留而发病。

骨炎症有血管怒张、水肿、细胞浸润，形成脓肿。初期炎症部位的骨组织有不规则的脱钙，是骨的破坏吸收，继发萎缩和废用所致。另一典型所见为干骺端的化脓性渗出和坏死。因渗出增多而致骨内压力升高，感染通过哈佛系统和伏克曼管扩散并有血栓形成，导致局部骨的血液循环障碍。骺板限制了炎症向骨骺扩散。

骨髓炎通过伏克曼管到骨膜下，推开骨膜。若感染仍未控制，脓液可穿破骨膜而进入软组织，或环绕骨面上下扩散。若干骺端位于关节内，如股骨颈部，脓液可破入关节而导致化脓性关节炎。

小儿骨髓炎可在血管内形成血栓，或从骨外膜剥脱使裸露的皮质骨及其下方的海绵骨血运断绝而成为大块死骨，在死骨四周形成肉芽组织与正常骨组织分开。这种肉芽组织包围的死骨称为死骨片。死骨形成后，骨外膜的修复过程表现为在死骨四周形成新生骨。骨包壳是指包绕死骨的新形成一层正常骨组织。最后骨包壳可产生窦道以引流脓性分泌物。骨包壳形成死腔，其中除死骨外并充以肉芽组织和寄生的细菌。

三、临床表现

（1）股骨远端和胫骨近端的干骺端是最多见的发病部位，其次是股骨近端，肱骨和桡骨远端。但任何骨都可受累。急性血源性骨髓炎可因病情严重程度、部位、感染的范围，患者年龄和患者的抵抗能力等不同使症状和体征各异造成诊断困难。

（2）有败血症的全身中毒症状，如高热、发冷和呕吐。

（3）新生儿和小婴儿一般很少有全身症状。新生儿发病后可不发热，但表现有烦躁不安、拒食和体重不增。

（4）患部疼痛剧烈呈持续性，轻微活动疼痛加重，疼痛是由于渗出使骨内压增高。患肢极少活动（假性麻痹）可误诊为麻痹性神经肌肉疾病。

（5）下肢发病时，患儿拒绝负重或有避痛性跛行。

（6）随病程发展，脓液穿破局部骨外膜，张力得到缓解，疼痛减轻。

四、诊断和鉴别诊断

（1）在患肢的干骺部轻触诊有压痛。检查时小儿持续哭闹，当手指轻触患处则哭闹突然加剧有助于定位。

（2）局部温度增高和患肢的环形肿胀。

（3）除非患骨位于皮下，否则不易在早期看到患处发红。

（4）邻近关节的肌群常有保护性痉挛，使关节处于较舒适位置。多数关节保持屈曲。

（5）邻近关节可能出现无菌性积液。

（6）X线片开始只见局部深层软组织肿胀。不久则出现肌肉肿胀，肌间隔影消失，干骺端局部渐有髓腔模糊、不规则脱钙和骨破坏。2周后可见骨膜下新骨形成，表明感染已扩散到骨皮质外。脓肿蔓延到骨干部髓腔后产生透亮区并渐增大。最终可能出现死骨，表现局部密度增高，其四周包绕的肉芽组织使死骨的界限分明。

（7）B超还可早期发现骨膜下脓肿。

（8）骨髓炎在发病24～48h即能借助骨扫描协助诊断，较普通X线片提早10～14d。骨扫描显示核素的浓聚增加，对新生儿有时不可靠。

（9）白细胞计数增高，且中性粒细胞比例加多，核左移。危重的病例白细胞检查可能正常。发热高峰时，血培养可能阳性。血沉快，一般作为疾病仍处于活动期的标志。

（10）必要时行CT和MRI检查。

（11）穿刺患骨如有脓液抽出即可明确诊断，又可定位并可做细菌培养以便选用药物。发病最初数日内常因注意危重患儿的败血症表现而忽视局部体征而误诊。

长管状骨的干骺部疼痛和肿胀均应想到急性骨髓炎的可能。为了得到良好疗效，早期诊断十分重要。

需鉴别的疾病有急性风湿热、化脓性关节炎、急性类风湿性关节炎、急性白血病、脊髓灰质炎、婴儿骨皮质增生症、维生素A中毒以及骨的恶性肿瘤（如尤文瘤）。仔细检查特别重要，如压痛部位、关节活动、肿胀部位和范围。

五、治疗方案及原则

影响急性骨髓炎的治疗有两个重要因素，一是病程所处阶段，二是患儿年龄。

（一）抗生素疗法

治疗急性骨髓炎主要靠抗生素疗法。一旦明确致病细菌就要尽快选用敏感抗生素。另外应尽可能用杀菌性抗生素，各种青霉素和各代头孢霉素均可。静脉给药可确保病变部位的有效浓度。抗生素治疗时间要够长，平均应连续静脉给药21d，否则易致感染复发或形成慢性感染。

急性骨髓炎的致病菌种与年龄组有关。因此在未得致病菌的条件下开始要选用广谱抗生素以求能对不同菌种均能奏效。

1.新生儿期

致病菌多为B组溶血性链球菌和革兰阴性大肠杆菌。开始可用对青霉素酶稳定的青霉素类，如新青霉素III 75～100mg/（kg·d），分为6～8次给药，患儿的日龄要超过7d才能如此服药，否则还要酌情减少。对革兰阴性杆菌可加用氨基糖苷类，如庆大霉素、丁胺卡那霉素或羟羧氧酰胺菌素等。头孢噻肟、头孢曲松钠可供另外的选择。

2.2个月至3岁的患儿

本年龄组骨髓炎的致病菌多为金黄色葡萄球菌、表皮葡萄球菌和溶血性链球菌，流感杆菌较少。对这个年龄组的患儿最好选用可透入脑脊液的抗生素，如头孢噻肟或头孢曲松钠。另外，还可用新青霉素III和氨苄西林联合应用，因二者可协同对抗耐氨苄西林的流感杆菌。

3.3岁以上的患儿

其病原菌多与成年人相同，均为金黄色葡萄球菌，通常先用新青霉素III为好。

（二）外科治疗

患肢宜用厚垫支具或双瓣石膏板固定于功能位。病变位于肱骨上端或股骨上端的宜用牵引制动，使患儿舒适并预防病理性骨折。全身性支持疗法包括退热剂、静脉输液，贫血时可输新鲜血。尽可能用高蛋白饮食并补充多种维生素。

早期患者或抵抗力好或细菌毒力低下，经抗生素治疗24～48h内可明显见效，抗生素治疗持续应用6周，前3周可经静脉点滴，后3周改为口服。

诊断较晚、骨穿刺有脓的或X线片可见明显破坏的宜尽快引流。手术减压的同时全身用抗生素的原则不变，直至体温和血沉正常。急性感染控制后可开始患肢的锻炼，从不负重活动到部分负重，再根据X线片显示病骨情况而定。同时注意关节活动范围和肌力训练。

六、预后

（1）血源性骨髓炎的预后与下列因素有关：①患儿的年龄和健康状况；②治疗的早晚和是否充分；③致病菌的种类和毒性大小。本病的死亡率虽逐年降低，但早产婴和新生儿患暴发型败血症并发急性骨髓炎的仍可造成死亡。致死原因可以是肺部感染导致呼吸衰竭、心脏脓肿并发心力衰竭或脑脓肿。免疫力低下的患儿易患暴发型感染。

（2）最常见的并发症为化脓性关节炎。在穿刺骨病变时切勿将感染传播进入关节，一旦查出并发化脓性关节炎应尽早穿刺引流。

（3）并发病理骨折的也不罕见。治疗过程中特别是手术后一定要对患肢做保护性制动（石膏或牵引），万一发生病理骨折宜采用保守治疗。

（4）骺板破坏数日后可致患肢短缩或出现成角畸形，如膝内翻、膝外翻。婴幼儿的骺板破坏后，X线片上可显示骨骺或干骺部消失，如股骨头、股骨颈、股骨上端部分缺失。

有时经关节造影才能显示局部的解剖变化。

肢体过长是由于患部血运增加的缘故，属于后遗症而不是并发症。双侧肢体不等长，如果超过 4cm，对年龄小，生长潜力大的可做健侧骺固定术，年龄较大的儿童可行短肢的延长术。

第十节　先天性肌性斜颈

先天性肌性斜颈是小儿斜颈最常见的原因，由于一侧胸锁乳突肌挛缩所致，形成颈部歪斜，头偏向患侧，而下颌转向健侧，随年龄增长畸形日趋加重。1～2 岁内宜保守治疗，超过 3～4 岁应手术治疗。

一、病因

原因不清，但与胎位异常有关，如臀位产发病率高达 50%，另外难产或产伤也可发生，多认为是胸锁乳突肌缺血、肌肉纤维化的结果。从手术切除的纤维化肌肉中从未见到含铁血黄素，故不支持肌肉内出血的原因。

二、诊断和鉴别诊断

（1）30%～40%的难产或臀位产史。

（2）出生后 2 周左右颈部出现无痛性、硬性包块，1～2 年后肿块消退，有的出现胸锁乳突肌挛缩。

（3）头向患侧偏斜，下颌向健侧，颈部活动受限，随年龄增长出现面部不对称。眼外眦到同侧口角的距离健侧大于患侧。

（4）摄颈椎正侧位片，除外颈椎畸形。

（5）需要鉴别的有无胸锁乳突肌挛缩的斜颈，可称为习惯性斜颈，或因视力障碍所致的症状性斜颈。还应与暂时性出现斜颈，寰枢椎半脱位相鉴别，可疑应做颈椎断层或 CT 检查。

三、治疗

（1）年龄在 1～2 岁以下，尤其 6 个月以下婴儿宜采用康复保守疗法。

（2）3～4 岁以上，保守治疗无效宜手术治疗，可选用胸锁乳突肌切断术或延长术。

（3）为防止复发，术后可带颈托 2～4 周。

四、预后

保守治疗的婴幼儿能恢复正常，手术松解的患儿因病变重和术后粘连，少数患儿可能有复发。

第十一节　注射型坐骨神经损伤

臀部坐骨神经损伤是目前周围神经损伤中较难处理的问题之一。常见于儿童，医源性注射导致坐骨神经损伤占绝大多数。

一、解剖

坐骨神经是全身最大的神经，可分成胫神经及腓总神经。腓总神经起于第 4、5 腰神经及第 1、2 骶神经的后股，胫神经起于第 4、5 腰神经及第 1、2、3 骶神经的前股。此两部分合并，包于一个总的结缔组织鞘内，组成坐骨神经。

坐骨神经一般自梨状肌下孔穿至臀部，被覆于臀大肌深面，约在坐骨结节与大转子之间的中点处下降，继经闭孔内肌腱及股方肌的后面（如为俯卧位手术中则位于上述肌的表面）至股部。在此神经的内侧有臀下动脉及股后皮神经。儿童坐骨神经在臀部的体表投影可见以坐骨大结节与大粗隆连线中内 1/3 交点为第 1 点，以臀部四分法的中点为第 2 点，髂后上棘为第 3 点（此点约平第一骶前孔处），三点的弧形连线即为臀部坐骨神经的走行。坐骨神经臀部段无重要分支，位于疏松的脂肪组织中，其梨状肌上、下孔分别有臀上、下动静脉、神经及丰富的毛细血管丛分布，坐骨神经干此段距皮肤最近，加之臀肌发育差，如在光镜下儿童臀大肌纤维直径为 7.5～8μm，在成人则为 87.5μm，因此该部坐骨神经易遭受多种致伤因素的损伤。另外，由于此段无较大分支，周围组织疏松，紧邻髋关节后方，肌内注射、局部挤压伤等容易造成该段坐骨神经干损伤。还有坐骨神经距髋关节近，损伤的神经自然回缩范围大，出血多，血肿不易吸收。疗效差的主要原因与距靶器官远，盆腔内或盆腔出口处克服神经缺损难度大有关。

坐骨神经出骨盆的差异性较大，坐骨神经大多数经梨状肌下孔出骨盆至臀部（60.5%），继之曲向外下，经大转子与坐骨结节之间垂直下行到股后部。在少数情况下，坐骨神经分成两股，一股穿梨状肌，一股出梨状肌下孔；或一股出梨状肌上孔，一股出梨状肌下孔；也有分成多股出骨盆者。各种变异类型合占 39.5%。

二、病因

注射性坐骨神经损伤由注射直接引起者极少，注射直接引起者表现为注射当时的剧烈疼痛，立即出现行走功能障碍。多数是药物本身对神经的毒性作用所造成，表现为注射当时无表现，第二天开始出现行走功能障碍。其次是继发的神经内、外瘢痕的压迫和注射中损伤神经干上的营养血管，发生神经血肿。注射伤主要发生于儿童的原因与儿童臀肌发育差及注射时患儿欠合作有关，另外注射性坐骨神经损伤的农村发生率高于城市这一现象主要是基层医院未掌握操作常规，违反操作原则引起。

三、病理

注射性坐骨神经损伤的实验研究发现，2h 后大体观察见标本水肿、充血；24h 标本水肿明显；72h 标本外观呈灰白色，与周围组织轻度粘连；7d 标本呈条索状，与周围组织广泛粘连，光镜下见神经纤维变性。有学者在临床手术中发现，患者在臀部注射后 12h，术中可见坐骨神经出梨状肌下孔以下 3cm 局部水肿、充血；注射伤后 1 个月可见局部坐骨神经呈灰白色、质韧及瘢痕组织形成，神经外膜增厚、充血、水肿及神经束间广泛粘连；注射后 2 个月可见梨状肌下坐骨神经严重粘连，神经外膜可见点状瘀血、神经质地变硬、梨状肌下缘纤维化，与坐骨神经紧密粘连而形成局部束带状卡压。

四、临床表现

注射当时即有下肢弹跳感或注射不久发生下肢跛行，呈拖拉步态，足不能背伸。足背及小腿外侧感觉消失或减退。肌电图检查：运动神经传导速度和波幅检测均较健侧明显减慢和降低。损伤严重者测不出诱发电位。在出现损伤第 2d 就可发现无动作电位，在损伤发生第 5d 可检出病理自发电位。在损伤后 3～7d 可出现神经传导速度降低。

五、治疗

对注射性坐骨神经损伤后的治疗，多数人通过研究认为应以急诊手术用生理盐水冲洗，并且越早施行越好。手术应在显微镜下进行，早期可采用神经外膜松解和冲洗；如发现在注射部位自皮下至深层均有瘢痕形成，尤其是在坐骨神经周围分布更为广泛而严重，神经被包裹受压变细、变硬，失去正常光泽，神经束外、束间均有广泛粘连，还应行神经束膜松解。术时应仔细松解，切除所有瘢痕，如瘢痕切除不彻底则等于缝合了瘢痕，不可能有良好的效果。也可在松解的同时局部使用醋酸去炎舒松 A。对于轻度损伤有学者报告采用保守治疗，给予口服神经营养药物保守观察，最多不宜超过 3 个月，如果 3 个月仍未发现恢复的征象即可行手术探查。

第十四章 外科感染

第一节 软组织感染

机体对病原菌的侵入和繁殖所产生的一系列炎症性反应称为感染，是小儿外科的多发病、常见病。至今感染仍是新生儿及婴幼儿的主要死亡原因之一，因小儿生理、解剖、免疫的特点，使其对感染的反应与成人不同。婴儿出生后脐部尚未愈合，皮肤发育不完善，皮肤菲薄，棘细胞层的连接又弱，嫩弱的皮肤易遭受损伤而发生感染，所以小儿软组织感染也多见。小儿皮肤的吸收力和透过力强，毒素易进入机体使全身中毒症状较成人重。结缔组织的间质中富有血管、淋巴和组织液，淋巴系统发育不成熟；特异性免疫与非特异性免疫屏障作用不完善。白细胞在吞噬过程中的调理、趋化及吞噬功能较差，细胞免疫功能尚未发育完善，自动免疫尚未建立，因此，新生儿及婴幼儿免疫防御功能薄弱，不但容易感染，而且使感染容易扩散，发生败血症与脓毒血症的机会比成人多，死亡率也比成人高。

一、痱疖

痱疖为婴幼儿夏季常见的急性感染疾病，多数由金黄色葡萄球菌侵入毛囊及其所属的皮脂腺所致，常见于头、面部，也可见于颈、背及腋下等处。

（一）病因

平时皮肤表面虽附有细菌，但并不发病。出汗后，易使汗腺周围发炎形成痱子，当皮肤受损后，细菌落入毛囊及皮脂腺而引起感染。全身营养不良或抵抗力下降时，局部皮肤不清洁，细菌可乘虚而入引起疾病。

（二）临床表现

痱子在皮肤上是散在性、针头大的红色丘疹，尖端有小泡，周围有小红晕，严重时可密集成片或布满全身。当毛囊及所属皮脂腺感染时，则呈圆形红痛的小硬结，2～3d后，范围逐渐扩大，中间可软化形成小脓肿，破溃出脓而自愈。其所属淋巴结也肿大，伴轻度压痛，偶有形成脓肿。一般无全身症状，严重时才有发烧、食欲不振等。

（三）治疗

经常洗澡，擦粉去汗，也可涂抹各种止痒洗剂及抗生素软膏。必要时切开引流，也可服用清热解毒中药。

二、脐炎

（一）病因

胎儿期，胎儿需通过脐血管进行血液循环。出生后，体外脐血管虽然已结扎，但体内部分须于结扎后3～4周才能达到完全闭合。如果切断脐带或脐带脱落时，残端处理不当，容易引起脐的细菌性感染；也可因分娩时早期破水，分娩时间延长，产道污染而引起。其主要病原菌为金黄色葡萄球菌、溶血性链球菌和大肠杆菌。慢性脐炎有的是由于爽身粉等异物刺激断脐创面，形成脐的肉芽组织增生。

（二）临床表现

脐炎早期仅在脐脱落后的创面有少量黏液或脓性分泌物，周围皮肤微红，病情发展迅速，使脐部呈圆锥状红肿，伴有疼痛，并可沿腹壁的疏松皮下组织向周围扩散，形成腹壁蜂窝织炎，又因脐切迹下与腹膜直接相通，而易导致脐源性腹膜炎。由于脐静脉经肝内静脉系统到下腔静脉，因此，脐部感染也可发展为肝脓肿或败血症。

慢性脐炎又称脐肉芽肿，创面处仅有少量脓性分泌物及息肉样肉芽组织，周围皮肤稍有红肿或糜烂，可数年不愈。有时应与先天性脐肠瘘后遗的脐茸、脐瘘鉴别，后者分泌物较多，为消化性，有时有大便排出。

（三）治疗

急性脐炎除全身应用抗生素外，局部在早期应清洁、消毒及湿敷。局部应用抗生素软膏，如莫匹罗星等。对脐肉芽肿在创面清洁后，可用10%硝酸银棒烧灼，对于大的肉芽肿可用电烧灼或手术切除。

三、新生儿皮下坏疽

新生儿皮下坏疽为新生儿期发病率较高的一种急性皮下感染，多为金黄色葡萄球菌引起的一种皮下组织广泛性坏死。常发生于腰骶部、背部、臀部、颈部及四肢。

（一）病因及病理

由于新生儿皮肤角质层较薄，结缔组织和弹力纤维发育不成熟；新生儿又长期卧床，使背部、臀部的皮下血流减慢，发生局部营养障碍，哭闹时四肢骚动，颈部衣领、尿布摩擦，易引起表皮损伤，再加尿及粪便污染，病原菌侵入皮下造成感染。

新生儿的细胞免疫发育不良，补体不足，中性粒细胞对化学性趋化作用薄弱，调理素缺乏。而且局部淋巴结的屏障功能不足，使炎症迅速扩散，造成皮下组织广泛破坏和坏死，局部渗出、充血及细胞浸润，包括吞噬细胞、组织细胞及纤维蛋白的沉积。少数病儿以红肿为主，经治疗后可不再发生坏死，也有少数病儿因局限能力强，可形成脓肿。

（二）临床表现

常于生后10～15d发病，以冬季多见。常发生于腰骶部、背部、臀部，也可见于会阴、枕、颈、肩或胸部等处。病变部位皮肤开始呈广泛充血肿胀，边界不清，稍硬。由于起病急而迅猛，皮下组织出现坏死、分离、液化，使红肿的中央呈黑紫色，可坏死脱落。少数病儿在病变区出现小水泡及脓疱，出现漂浮感，也有少数病儿仅有红肿而无漂浮感。全身主要症状为高热，哭闹不安，厌食，精神萎靡不振，有时可并发肺炎。败血症时，可出现呼吸困难，皮肤多发性出血斑点，腹泻，呕吐，黄疸，惊厥或昏迷，血培养多可获阳性。大多数病儿白细胞总数升高。

（三）病理分型

根据新生儿皮下坏疽的临床表现不同分成四型：①坏疽型：属弱应性炎症反应。发病急，局部皮肤呈暗紫色或灰黑色，中央软化呈漂浮感，皮下组织广泛坏死呈液化状。病变迅速向周围扩散，坏死区周围组织结构正常，故病变边界清楚，常并发败血症或肺炎。此型发病率约50%。②脓肿型：属正应性反应。对炎症的局限能力强，有典型的急性炎症过程，最后形成脓肿。经切开排脓而愈。发病率约31.4%。③蜂窝织炎型：属强应性反应。发病急，皮肤及皮下组织广泛充血肿胀，不易化脓，炎症局限能力差，边界不清，病情凶险，常并发败血症或毒血症。发病率约13%。④坏死型：属无能性反应。皮肤及皮下组织广泛坏死，初为猩红色，后为黑色，几乎无炎症反应。患儿营养发育差，常并发败血症或肺炎，发病率约3.1%。

（四）诊断

诊断较容易。新生儿有发烧、厌食时，应检查好发部位的皮肤有无红肿。如局部皮肤有广泛红肿，边界不清，中央区颜色暗红，表皮下有积液，有漂浮感，即可确定诊断。皮肤稍有红肿应与尿布性皮疹、硬肿症和丹毒鉴别。注意全身症状，有无发烧，局部有无皮下积液及漂浮感。

（五）治疗

应早期诊断，早期及时治疗是降低该病死亡率的关键。全身应用支持疗法，少量多次输血浆、球蛋白增加病儿机体抵抗力。病儿进食不佳应给静脉营养，20%脂肪乳 2～3g/（kg·d）、氨基酸及维生素等。注意血生化检查，合理应用抗生素。当皮肤出现暗红及有漂浮感时，应立即做多个放射状小切口，以暗红处为中心切开引流。每个切口长 0.5～1.0cm，距离 1.5～2cm。边切边填塞油纱布条，以免出血过多。引流切口应达坏死边界处，若皮下组织坏死脱落应一并取出。注意一定要保证刀口之间皮肤的血运。术后应及时换药，24h以后拔除填塞油纱布。换药时如见病变仍在向外扩散，再做补充切开引流。

预防：做好产房和新生儿室的消毒工作；加强居民卫生和新生儿护理宣传；注意新生儿应用的尿布，穿衣要软并及时更换。

四、颈部淋巴结炎

（一）病因

颈部淋巴结炎在婴幼儿极为常见。婴幼儿淋巴组织丰富，而淋巴结发育不成熟，结缔组织少，淋巴小叶分隔不清，淋巴小结尚未形成，被膜也较薄，故轻微的感染就容易引起淋巴结化脓或炎症扩散。急性淋巴结炎多数由于局部的急性感染经过淋巴管而到相应的淋巴结，如扁桃腺炎、龋齿可引起颌下淋巴结炎；门齿及舌下感染，可引起颏下淋巴结炎；外耳道炎可引起耳前后淋巴结炎；头皮的感染可引起枕后或耳后淋巴结炎；全身性感染性疾病，如脓毒血症，会引起全身淋巴结肿大。其病原菌以金黄色葡萄球菌和溶血性链球菌多见。

慢性淋巴结炎是由于慢性病灶未能去除，上呼吸道的反复感染，或继于急性感染之后引起的，其致病菌以链球菌多见。

（二）临床表现

典型的淋巴结炎多见于 2～3 岁的小儿。病变处淋巴结突然增大，有压痛，能活动。数日内，周围组织稍有肿胀，皮肤红硬，以后中心部逐渐软化，而有波动。经用抗生素治疗后，1～2 周内自行溃破或切开引流自愈。有的可始终保持局限性硬结，转为慢性淋巴结炎。婴儿可引起颈部蜂窝织炎，使红肿范围扩大，而病变的淋巴结不易触清。全身中毒反应严重时，出现高烧、呼吸困难、惊厥和昏迷等症状。化验检查有白细胞增高。

病情变化常因年龄、致病菌、机体抵抗力和部位而异。婴儿期的淋巴结炎易于扩散，或导致败血症；链球菌的咽部感染，除病变显著外，不易蔓延为颌下蜂窝织炎；颈深部淋巴结炎，可向咽侧壁发展为咽侧壁或后壁脓肿，影响吞咽及呼吸；颏下淋巴结炎可蔓延为口底蜂窝织炎及喉炎，出现呼吸困难。有些抵抗力低下的病儿，全身中毒症状出现早而重，局部的红肿并不明显，经穿刺却可抽出脓液。

慢性非特异性淋巴结炎，多发生在较大的儿童。平时局部有黄豆或蚕豆大的单个或多个淋巴结，能活动，质稍硬而无压痛。发作时，其中的某个或数个淋巴结可突然肿大，疼痛，周围组织也红肿发硬。此种变化可延续 2～3 周，很少化脓破溃。当急性发作时，随局部反应的加重也有全身反应，如发热等。但这些局部或全身的急性症状，可在数日内消退，而肿大的淋巴结及周围皮肤的红肿尚需持续数周，少数也可在短期内化脓破溃。也可因慢性病灶的反复感染而反复发作。

（三）诊断

根据临床症状易于诊断，但尚需与某些疾病鉴别，以免误诊。如甲状舌管囊肿继发感染应与颏下淋巴结炎鉴别。前者不仅有先天性病史，位于颈正中线，且可随吞咽伸舌而上下活动。腮腺囊肿感染与颌下淋巴结炎鉴别，是靠先天性病史，位于胸锁乳突肌的前沿。耳下区淋巴结炎与腮腺炎鉴别，腮腺炎时颊部腮腺导管开门处黏膜肿胀，腮腺处有压痛。结核性淋巴结炎和慢性淋巴结炎鉴别较困难，主要靠病史、化验检查及局部穿刺涂片检查。

（四）治疗

急性淋巴结炎治疗，早期给予有效抗生素，局部应用莫匹罗星、大黄粉或热敷理疗等。脓肿已形成者可切开引流。

第二节　结核性淋巴结炎

结核性淋巴结炎是小儿外科门诊常见病。近几年来有所下降。大部分为卡介苗接种后出现的结核性淋巴结肿大，不属于淋巴结炎。小儿结核性淋巴结炎属于原发感染，常与身体其他部位的结核同时存在。可发生在任何年龄，但较大的儿童多见。可以发生在任何部位，常见于颈部、颌下及腋窝。其病原菌为结核杆菌。

一、病理

结核性感染随不同年龄小儿的机体反应不同，而有不同的变化。较大儿童中见到的结核性淋巴结炎与成人的病理一样。主要是淋巴结肿大，淋巴细胞浸润及有郎罕氏巨细胞存在，中心呈干酪样坏死，形成寒性脓肿，甚至波及皮肤而溃破，形成结核性窦道，不易愈合。年龄越小，结核感染的变化越是渗出多，因此，淋巴结内积脓较快，皮下形成寒性脓肿也较早。婴儿机体对结核感染的反应力差，易发生粟粒性结核，很难在某一器官中局限为慢性炎症。因此，婴儿结核性淋巴结炎很少见。

二、临床表现

较大儿童典型的临床表现为无痛性淋巴结肿大，大小不等，数目多少不定。早期肿大的淋巴结表面光滑，质地较硬，失去弹性，无压痛，活动性良好。出现淋巴结周围炎时，有软组织肿胀，界限不清，伴有压痛，淋巴结可互相粘连，或与皮肤粘连而不能活动。有时肿大的淋巴结迅速增大，因发生坏死、液化，形成寒性脓肿，中心部可变软或出现波动，皮肤表面为紫红色。寒性脓肿破溃流出黄色脓液及干酪样物，部分病儿可因引流通畅而治愈，有的形成慢性窦道，久治不愈，最后形成不规则瘢痕，有时引起结核性皮炎。继发化脓性感染时，局部呈红、肿、热、痛的急性炎症表现。

一般全身性反应不重，长期而严重的病例，可伴有长期低热及慢性中毒症状，全身情况多不佳，发育、营养均差，有微热、盗汗、贫血、消瘦、无力等，血沉可加快，伴有继发感染时白细胞数增加，一般结核菌素试验呈阳性，脓液涂片或培养有结核杆菌生长，有时胸部 X 线检查可发现结核病灶。

三、诊断与鉴别诊断

一般根据有结核病接触史，身体其他部位有结核存在，局部症状及结核菌素试验阳性等，再经过淋巴结穿刺找到结核病变和结核菌，则可肯定诊断。常应与以下疾病相鉴别：

（一）慢性非特异性淋巴结炎

常有上呼吸道反复感染，或继发于急性感染后的病史，发病较急。局部症状明显，白细胞增高。

（二）卡介苗反应性淋巴结炎

常发生于接种后 3～6 个月。易发生在接种侧的腋下淋巴结肿大。少发生在锁骨上淋巴结。无全身症状，一般不需治疗。

（三）霍奇金病

其范围广，发展快，颈、胸及腹部淋巴结易波及，可出现吞咽困难、呼吸困难及腹水等压迫症状。但无发炎、化脓或钙化。血液中淋巴细胞减少，未成熟粒细胞及嗜酸性粒细胞都可增多，活组织检查确诊。

（四）淋巴肉瘤

发病险恶，很快出现音哑、呼吸困难或胸痛、胸水等压迫症状，活组织检查确诊。

四、治疗

早期发现和治疗，预后较佳。联合应用足量的抗结核药，一般以链霉素与异烟肼，或对氨柳酸与利福平联合应用效果较好，总疗程应根据病情的严重程度而定，但持续用药不可少于 1 年半。局部已形成寒性脓肿时，可穿刺抽脓后注入链霉素 0.25～0.5g 溶于 1～2mL 盐水，每周 1～2 次。

第三节　手指感染

小儿手指感染非常多见，特别是幼儿活动多，手的防护能力差，容易发生刺伤、擦伤、挫伤或挤压伤，提供了细菌入侵的机会。常见的是葡萄球菌感染，其次是链球菌和大肠杆菌感染。

一、甲沟炎

指甲与甲床紧密相贴，除游离缘外，其他的三边皆与皮肤相接，其甲基质埋于甲后皱襞下，指甲与皮肤连接处形成沟状，称甲沟。甲沟的任何部位发生感染称为甲沟炎。当感染扩散到整个甲沟时称甲沟周围炎。

初期是部分的皮肤皱襞出现红、肿、压痛，以后逐渐扩散到全甲沟，还可形成脓肿，因病变仅在皮下，故全身症状往往不明显。有时可形成表皮下脓肿，有时侵入指甲的下方形成甲下脓肿。但甲沟炎与甲下脓肿可互相转化或同时存在。临床还可见到慢性甲沟炎，甲边缘或甲沟处有突出的炎性肉芽组织，仅有少许脓性分泌物，易擦伤出血，还可以使部分指甲与甲床分离。

二、甲下脓肿

常因甲下异物、挤压伤或甲下外伤血肿而引起感染，也可继发于甲沟炎。局部明显肿痛，并在甲下见到黄色脓液。首先清除甲下异物，必要时拔除指甲。一般小儿甲下脓肿的指甲较容易拔除，用止血钳自一侧甲沟处旋卷即可脱落。应注意勿损伤甲床或甲基质，并检查甲后部是否完整，甲沟内有无残留碎甲片。清除脓液，应用抗生素及局部换药治疗。

三、化脓性指头炎

手指末节掌侧的指间关节横纹皮下有坚硬的纤维隔，一端固定于该处皮肤，另一端固定于末节指骨骨膜上，使手指末节掌侧形成一个闭合间隙，间隙中又被一些起于指骨而止于皮肤的纤维素分隔成许多小隔，小隔内充满脂肪。化脓性指头炎常因指端的刺伤，而引起皮下蜂窝织炎。指腹皮肤较厚又有丰富神经，指尖疼痛明显，局部红肿，其关节功能并无受限。晚期局部可变软，色青紫，有波动，疼痛反而减轻。由于皮下组织直接与末节指骨相衔接，容易形成末节指骨骨髓炎。全身有轻度发热，不适，食欲不振，白细胞增高。治疗原则是早期采用非手术疗法。全身应用抗生素，局部用热水浸泡。如手指已肿硬，则应早期切开，手指头侧方做够大而不超过关节的纵行切口，并切断纤维素，贯通小隔，清除脓液及坏死组织，避免损伤屈指肌腱鞘，置皮片引流。

四、指端表皮下脓肿

表皮下脓肿可发生在任何部位，多数为皮肤的过敏反应。指端表皮下脓肿是指端表皮突然隆起，其周围皮肤稍红，不影响手指活动，也无全身症状。当继发感染时，局部红、肿、热、痛明显。根据感染情况全身应用抗生素。在无菌操作下剪除脓疱表皮，局部换药。

第十五章　小儿肿瘤

第一节　恶性淋巴瘤

恶性淋巴瘤（malignant lymphoma）是一种起源于淋巴造血系统的恶性肿瘤，可分为霍奇金病及非霍奇金淋巴瘤。根据全国主要城市 19 所医院资料统计，淋巴瘤占所有住院肿瘤患儿的 14.9%～15.6%，为第三位儿童常见的恶性肿瘤。根据 1984 年～1988 年的统计标化后 HD 及 NHL 的总发病率分别为 0.84/10 万及 1.39/10 万推算，每年全国至少超过 25000 例，而儿童占 1/3～1/2，故每年至少有 8000～10000 例左右。在儿童期，这两种肿瘤的比例为 2：3，即 NHL 的发生率较 HD 为高。其共同临床特征为无痛性、进行性淋巴组织增生，尤以淋巴结肿大为主，常伴贫血、发热、消瘦及肝脾肿大，病理检查可见淋巴结结构破坏及肿瘤细胞浸润。但二者有很多明显的不同，如 HD 起病较缓慢，不会迅速危及患儿生命，先起自淋巴结；而儿童期 NHL 均为高度恶性型，病程短，常可使患儿迅速致命，且可起自许多淋巴结外部位，常与急性淋巴细胞白血病很难区别，两者在肿瘤起源、病理表现、临床表现、分子生物学特点、治疗及预后等方面均不相同，现分述如下：

一、霍奇金病

霍奇金病（Hodgkin disease，HD）于 1832 年由 Thomas Hodgkin 首先报道，故命名为 Hodgkin 病，本病起自淋巴结，并沿各淋巴结组而播散，进展较缓慢，常沿相邻的淋巴链扩展，但有时病灶可自横膈以上跳跃到横膈以下，而首先累及脾脏及脾门淋巴结。发病年龄多为 2 岁以上儿童。多呈无痛性单侧颈淋巴结肿大，亦可累及前纵隔淋巴结及胸腺。1/3 病例诊断时有全身症状（B 型），表现为发热、消瘦及盗汗。病理学特点为：①存在多种反应性成分，如粒细胞、单核细胞、嗜酸性细胞、淋巴细胞、纤维细胞等；②具特征性的镜影细胞（Reed-Sternberg cell，R-Scell）。

（一）病理学分型

1.淋巴细胞为主型（LP）

淋巴结正常结构破坏，可见大量成熟小淋巴细胞浸润伴有数量不等的组织细胞及典型的 R-S 细胞很少，可呈多倍体，多呈弥漫性分布，少数呈结节状。

2.结节硬化型（NS）

病变组织内纤维组织增生，形成粗细不等的胶原纤维条索，由于这些胶原纤维条索的伸展和分割，肿瘤组织形成大小不等的结节。结节内除淋巴细胞、组织细胞外，可见陷窝形 R-S 细胞，典型的 R-S 细胞较少。

3.混合细胞型（MC）

这一型变化复杂，多种细胞成分相互混杂，常呈肉芽肿样改变。淋巴细胞、组织细胞、浆细胞、嗜酸性细胞及纤维细胞交织在一起，典型的 R-S 细胞多见，部分可形成坏死灶。

4.淋巴细胞消减型（LD）

此型以淋巴细胞减少为特征，各种形状的 R-S 细胞较多，根据组织成分的不同，又可分为两种亚型：当原纤维较多时可有大量胶原形成，称之为弥漫性纤维化型；当网状细胞为主时称网状细胞型。

以上分型只是反映某一阶段的病理表现，但这是可以变化的，如淋巴细胞增多，肿瘤细胞（R-S细胞）减少，提示免疫功能强，预后较好；反之，则免疫功能减退，预后差。

（二）临床分期

I期：病变累及一个淋巴结区（I）；或一个淋巴结以外的器官或部位受累（IE）。

II期：病变累及膈肌同一侧的两个或两个以上的淋巴结区（II）；膈肌同一侧的结外器官或组织的局部浸润（IIE）。

III期：膈肌上下均有淋巴结病变（III）；或伴发一个结外器官或组织局部受累（IIIE）；或同时有脾脏受侵犯（IIIS）；或伴有一个结外器官加脾脏受累（IIISE）。

IV期：弥漫性或播散性侵犯一个或多个结外器官或组织，如骨髓、肺、肝、皮肤、中枢神经系统等。

（1）A期：无症状。

（2）B期：38℃以上不明原因发热、盗汗、6个月以内体重减轻10%以上。

（三）诊断

（1）具有符合HD的临床症状、体征和肿瘤灶，为便于临床正确分期，应酌情进行B超、胸腹部X线摄片、CT或磁共振（MRI）、骨髓穿刺或活检。

（2）肿瘤组织病理检查：应包括常规HE染色，观察细胞形态及类型，以定亚型。

（3）血清乳酸脱氢酶、血清铁蛋白及白细胞介素-2受者（CD25）检测。

后2项指标有助于判断预后及体内残留肿瘤负荷。

（四）治疗

霍奇金病对化疗和放疗比较敏感，各期的治疗方案如下：

1.I～II期

可选用MOPP方案，即：氮芥每次6 mg/m²+0.9%NaCl 100mL静脉点滴；长春新碱（VCR）每次1.5mg/m²+0.9%NaCl 20mL静脉推注（切忌外漏）。上述两药分别在疗程第1及8d各用一次。甲基苄肼（PCB）每日100mg/m²，分2～3次口服，疗程第1～14d及泼尼松（pred）每日1～2mg/kg，分2～3次口服，疗程第1～14d用。一个疗程为14d。

2.III～IV期

应用"MOPP"或"COPP"方案6～12个疗程，若应用上述方案无效者，可改用ABVD方案，即：阿霉素（ADM）每次25mg/m²；平阳霉素每次8～10mg/m² + VCR每次1.5mg/m²及氮酰咪胺（DTIC）每次250mg/m²，静脉滴注，分别在疗程第1及14d各用药一次，随后停14d，故一个疗程为28d。为减少耐药性发生、提高疗效，可将"MOPP"或"COPP"方案与ABVD方案交替应用，即用2～3个疗程"COPP"方案，用一个ABVD方案，总疗程2年，对难治或复发性病例，可在强化疗后，做自身骨髓或外周血干细胞移植。

美国有用"MOPP"方案或加平阳霉素或"COPP"方案加ADM，再加局部分次放疗，总量达35～40Gy者，完全缓解率可达84%，持续完全缓解率达71%～92%，亦有人认为是足叶乙苷（VP16）、鬼臼噻吩苷（VM26）对霍奇金病有较好疗效，故可配伍使用。

典的联合化疗方案"MOPP"（或"COPP"）：对成人与儿童的晚期霍奇金病有50%的治疗率。"MOPP"（或"COPP"）与ABVD联合应用时耐药减少，以及ABVD方案可使50%的"MOPP"（或"COPP"）耐药者获得缓解，以及最近发现"MOPP"（或"COPP"）方案中的甲基苄肼特别易使男性患儿产生"不育"，故目前赞成即使有纵隔巨大肿块（大于10cm）及

II期 B 到IV期的患儿除局部加用受累野放疗外（20～25Gy），全身化疗为 ABVD 及 MOPP（或 COPP）方案交替治疗共用 6 个轮回，而且建议在应用 2 个"COPP"疗程后，进行评估肿瘤对化疗之效应，若疗效明显，即已达"CR"或"GPR"标准。则以后对男孩改用"ABVD"方案，2～4 个疗程，即可停药观察，这样可明显减少男孩疾病治愈后发生不育的危险性，而且停药后若复发，再用"ABVD"方案仍有效。

二、非霍奇金淋巴瘤

非霍奇金淋巴瘤（non-Hodgkin lymphoma，NHL）患儿的淋巴瘤细胞系来自循环于血液及淋巴系统中正常的淋巴细胞恶变后的细胞，故在起病初期，像急性淋巴细胞白血病一样，即为全身性疾病，故应根据病理类型及分期，采用强烈诱导、巩固及早期强化方案作全身治疗，适当结合手术治疗及放疗，并加强对中枢神经系统及睾丸等庇护所的防治，坚持长期序贯维持及定期强化及支持治疗。本病发病有明显的性别差异，男女之比为 3.9：1，其恶性程度较霍奇金病高，转移快，治疗效果较 HD 差。

（一）病理分型

尽管根据 1982 年美国国立癌症研究所（NCI）公布的工作分型有十大类型，但对儿童病例来说大多数为弥散型，为中度或高度恶性型，按此工作分型，分为以下 4 种类型。

1.淋巴母细胞型

相应于抗原不依赖性淋巴系前体细胞阶段，应为 T 细胞型，仅 10%左右为 B 前体细胞型，组织学检查可见大量单一的淋巴母细胞，有丝分裂率高，在其间穿插有吞噬性组织细胞，以致有时极像非洲淋巴瘤样之"星空状"表现，但这些淋巴母细胞胞浆少、淡染、核膜常有折叠，因而在 Lukes-Collin 分类系统中将其分为曲核细胞型。其临床特点为多发于年龄较大之男性儿童，常有巨大的前纵隔肿块及胸腔积液，极易播散到骨髓、外周血及中枢神经系统，故基本应按高危型急性淋巴细胞白血病方案治疗。

2.小无裂细胞性淋巴瘤

在 Rappaport 分类系统中称为未分化型。包括 2 个亚型，即非洲淋巴瘤型（Burkitt 型）及多形性型（又称非-非洲淋巴瘤型）。在非洲，多见有颌骨受累，但在西方国家，常起自胃肠道及泌尿生殖道，与 EB 病毒感染关系不大，组织学检查可见大量有丝分裂，提示增殖率极高，浸润的肿瘤细胞间穿插有吞噬性组织细胞，呈典型之"星空状"表现（Starry Sky）。肿瘤细胞中等大小，核呈均一性或多形性，明显可见核仁，胞浆嗜碱性，可见空泡。免疫学检查属 B 细胞系，常有特殊的染色体易位如 t（8；14）t（2；8）或 t（8；22），这种易位使 C-Myc 癌基因编码免疫球蛋白重链或轻链的区段相并置，而致瘤细胞异常增殖。有巨大肿瘤者，在治疗早期，应警惕肿瘤细胞溶解综合征的发生，进展到白血病的机会较淋巴母细胞型为少，但若发展为白血病，则其瘤细胞按 FAB 形态分型属乙型。

3.大细胞性淋巴瘤

包括弥漫性大细胞性淋巴瘤及大细胞性免疫母细胞性淋巴瘤 2 种亚型。前者由生发中心大的已转化的淋巴样细胞恶变而来，肿瘤细胞力大而核裂者，但偶为大核裂变型，有多个较清晰的核仁，胞浆淡染或嗜碱性，细胞间常有片状胶原沉着区；而大细胞性，免疫母细胞性淋巴瘤则由生发中心以外的已转化的淋巴细胞恶变而来，肿瘤切片中主要为有单个核仁的间变的细胞，核膜较厚并有大量嗜碱性胞浆，免疫表型上两者均属 B 细胞性淋巴瘤。其临床表现特点多见为回盲部肿块，其次为单侧性颈部、腋部或腹股沟部淋巴结肿大，偶见前纵隔或鼻咽部肿块，本病虽可累及骨，但罕见进展为白血病。

4.Ki-1 淋巴瘤（Ki-1 lymphoma）

绝大多数儿童非霍奇金淋巴瘤属以上 3 种类型。但约 10%病例属所谓间变型大细胞性或"Ki-1"淋巴瘤，形态上这些淋巴瘤细胞类似于组织细胞、上皮细胞或肉瘤样恶性肿瘤。由于本型肿瘤细胞能与 Ki-1（CD30）抗原（这是一种从霍奇金细胞株中提出的抗原）发生反应，提示 Ki-1 淋巴瘤可能代表了霍奇金病与非霍奇金淋巴瘤间的连接点，典型的病理变化为淋巴结仅部分取代，窦状隙明显受累，肿瘤细胞具有间变的特征，厚的染色质环、巨大的核仁、胞浆丰富，双染性或嗜酸性，由于瘤细胞形态奇特且与分布于窦状隙，故易误诊为转移性肿瘤或组织细胞性肿瘤，因它与非淋巴样肿瘤极相似，故必须作一系列辅助检查。Ki-1 淋巴瘤典型者表达部分淋巴系表型，最常仅对少数 T 淋巴抗原呈阳性反应，对 Ki-1 抗原（CD30）阳性，白细胞共同抗原（CD45）阳性，CD15 阴性，这些是将 Ki-1 淋巴瘤与霍奇金（淋巴细胞消减型）鉴别的主要点，此外，亦特征性地表达淋巴细胞激活抗原如：白介素-2 受者、运铁蛋白受者及 HLA-DR、基因探针分析。在大部分病例可见 T 细胞受者克隆性重组，免疫球蛋白基因重组，因而凭此很难判明究竟是向 B 细胞或 T 细胞分化，最近发现本型有特殊的染色体移位 t（2；5），其临床特点为患儿年龄较小主要分布于皮肤，应用强化疗后，疗效良好。

（二）临床分期及预后

I期：单个淋巴结区或结外肿瘤，但纵隔及腹部肿块除外。

II期：单个结外肿瘤伴局部淋巴结受累；膈肌同侧 2 个或 2 个以上淋巴结区受累，原发于胃肠道肿瘤，常在回盲部伴或不伴有肠系膜淋巴结受累。

III期：膈肌两侧有单独的结外肿瘤；膈肌两侧有 2 个或更多的淋巴结病变，所有原发于胸腔的肿瘤（纵隔、胸膜、胸腺）；所有广泛原发于腹腔内的病变及所有脊柱旁或硬膜下肿物。

IV期：以上任何病变加中枢神经系统和骨髓浸润。

I～II期者预后较好；III～IV期者则差。

（三）诊断

以浅部淋巴结肿大发病者，活检可以确诊，关键是对一些无痛性淋巴结肿大者要提高警惕，而原发于深部淋巴结者，则易漏诊，故对长期发热原因不明者，如怀疑为 NHL，应进行手术探查。

（四）治疗

1.I～II期淋巴母细胞性 NHL

（1）诱导期治疗：应用"CHOP"方案，VCR 每次 1.5mg/m^2（最大量每次 2mg）静脉注射，1 周 1 次×6 周，pred 每日 40mg/m^2，分 3 次口服×28d，阿霉素每次 30mg/m^2，静脉注射第 1 及 22d 各 1 次（避免外渗），CTX 每次 750mg/m^2+0.9%NaCl 250mL 静脉注射滴注，第 1 及 22d 各 1 次，若原发灶位于头颈部，则在诱导期第 1，8，22d 各加鞘内注药 1 次（见表 15-1）。

（2）巩固治疗：当白细胞计数超过（3～4）×10^9/L 即可开始（通常在疗程第 43d），再用"CHOP"方案 1 疗程，但 ADM 只用 1 次 30～40mg/m^2 静脉注射，CTX 每次 750mg/m^2 静脉注射，VCR 每次 1.5mg/m^2 静脉注射，均在巩固治疗期第 1d 用，pred 40mg/（m^2·d），

分 2～3 次，口服 5d。

表 15-1 不同年龄三联鞘内注药剂量（mg）

年龄（岁）	MTX（mg）	Ara–C（mg）	DX（mg）
0～	5	15	2
1～	7.5	20	2
2～	10	25	4
3～14	12.5	30	4

（3）维持治疗：6 MP 每日 50mg/m²，分 2 次口服，持续用药 24 周，MTX 每次 25mg/m²，1 周 1 次，肌内注射或口服，每 6 周鞘内用药 1 次（仅用于原发灶在头颈部者），24 周后即可停药随访。

2.Ⅲ～Ⅳ期淋巴母细胞 NHL

基本按急淋方案，应用"VALP"方案。

（1）诱导期：用 pred 每日 40mg/m²，分 3 次口服，第 1～29d。VCR 每次 1.5mg/m² 静脉注射，1 周 1 次，第 1，8，15，22d 各 1 次。左旋门冬酰胺酶（L-ASP）每次 200U/kg，静脉滴注或肌内注射，隔天用×9 次，即第 2，4，6，8，10，12，15，17，19d 用。ADM 每次 25 mg/m² 静脉注射，第 1、8d 各 1 次。足叶乙苷（VP16）每次 150～200mg/m²+5%～10%葡萄糖 500mL 静脉注射滴 3h 左右+阿糖胞苷（Ara-C）每次 300mg/m²+0.9%NaCl 100mL 1h 内滴完，第 22，25，29d 各用 1 次（VCR 每次最大量不超过 2mg）。若在疗程第 22，25，29d，中性粒细胞绝对值小于 0.5×10⁹/L，则 VP16 + Ara-C 可延迟 3～7d 应用，以等待造血功能恢复，必要时可用粒细胞集落刺激因子（G-CSF），以加速造血功能恢复，剂量为每日 5μg/kg，皮下注射。此外，若患儿总胆红素高于 51.3μmol/L（3.0mg/dl）或低蛋白血症（<25g/L），则 VP16 剂量应减半。

所有病例在接受上述方案治疗期，在诱导期第 1，22，43d 各分别鞘内注射 MTX + Ara-C+DX1 次，剂量见前。若诊断时已有中枢神经系统受累，则在诱导期第 8d 及 15d 再各鞘内用药 1 次。

（2）巩固治疗（6 周左右）：大剂量氨甲蝶呤（HD-MTX）每次 2g/m²，每 2 周左右再用一次，共 3 次，在 HD-MTX 应用同时，加用 6 MP 每日 75mg/m²，口服 7d，用 HD-MTX 前应静脉滴注 5%碳酸氢钠（SB）50～100mL，以碱化尿液，接着将 HD-MTX 加在 5%葡萄糖液 250～500mL 中，静脉滴注 2h，在 HD-MTX 应用当天及以后 2d，每天总补液量应达 1500～2000mL/m²，电解质量虽按 1/3～1/4 张计算。从 HD-MTX 开始用起计算 36～40h 后应用四氢叶酸钙每次 12mg/m²，每 6h 一次，共 8 次，肌内注射，以中止 MTX 作用，每次应用 HD-MTX 前一次，鞘内注药一次，随后进入维持治疗，持续用药 120 周。

（3）维持治疗方案：在维持治疗开始前，用原诱导方案 1 疗程，随后 6MP 每日 75mg/m² 口服+ MTX 每次 20～30mg/m²，1 周 1 次，肌内注射或口服，连用 3 周左右，若白细胞数下降到低于 3×10⁹/L，则改用 pred-VCR1～2 周，待白细胞上升到 3×10⁹/L，再改用 6 MP+MTX 维持治疗。在此疗程中插入下列强化疗：①每 8 周 1 次 HD-MTX（剂量及用法同前）：共用 7 个疗程，均同时作鞘内注药；②每 3 个月 1 次小强化，每次可用 VP16 150mg/m² 静脉注射滴注+Ara-C 每次 300mg/m²，30min 内滴完，1 周用 2 次×2 周，或"COAP"方案：CTX

每次 750mg/m² 静脉注射，滴注，VCR 每次 1.5mg/m² 静脉注射，疗程第 1d 用；Ara-C 每次 100~200mg/m²，分 2 次皮下注射，共 7d，pred；每日 1mg/kg，分 3 次口服，共 7d 为 1 疗程，此 2 种方案交替使用；③每 6 个月 1 次大强化，即用诱导期方案"VALP"（剂量及用法同诱导方案）；④在上述化疗间歇期用 6MP 每日 75 mg/m²，口服+MTX 每次 20~30mg/m²，1 周 1 次口服或肌内注射做维持治疗。

如果 HD-MTX 与小强化或大强化疗程的应用，在时间上有冲突或重叠，则先用 HD-MTX，待肝功能正常，白细胞总数超过 $4×10^9$/L 时，再用小强化或大强化疗程，总疗程为 120 周。

若起病时已有中枢神经系统受累，则在全身化疗同时鞘内注药 6~8 次（通常开始时为隔天 1 次，共 4 次左右，脑脊液即可转为阴性，以后每 3d 1 次共 2 次，随后 1 周 1 次×2 次）。在全身诱导期化疗达完全缓解后，继续按上述方案做巩固、庇护所预防及维持治疗，头颅及脊柱放疗安排在 56 周时进行，若病人在维持治疗的 56 周前发生中枢神经系统复发，则应重复鞘内注药 6~8 次，待脑脊液转阴后，再重复用诱导期化疗 1 疗程，随后头颅照射 24Gy（分 16 次），在 20~22d 内照射完毕，每次 1.5~2.0Gy，脊柱照射量为 15~18Gy，分 10 次在 12~14d 内完成每次 1.5Gy，然后再继续维持化疗至少 1 年。

若患儿起病时已有睾丸受累，应在维持治疗开始时做两侧睾丸放疗，总量为 24Gy（分 12 次完成）。若在治疗期发生睾丸复发，则应先用 6 周的诱导期全身化疗方案，随后再作睾丸放疗，髓外复发后，至少需继续维持化疗 1 年（总疗程 2 年半左右）。

3.B 细胞性 NHL"COMP"方案为主

（1）诱导期：①pred：每日 60mg/m²，分 3~4 次口服，共 28d。②CTX：每次 1.2g/m² 静脉滴注，疗程第 1d 用。③VCR：每次 1.5mg/m² 静脉滴注，疗程第 3，10，17，24d 各用 1 次（最大量每次 2mg）。④MTX：每次 500mg/m² 1/3 静脉推注，2/3 静脉注射，滴注 4h，继后用四氢叶酸钙解救，疗程第 12d 用；鞘内联合化疗第 5，31，34d 各 1 次。

（2）维持期：①pred：每日 60mg/m²，分 3~4 次，口服 5d。②VCR：每次 1.5mg/m² 静脉滴注，疗程第 1，4d 各 1 次。③CTX：每次 1000mg/m² 静脉滴注，疗程第 1d 静脉滴注。④MTX：每次 500mg/m²，第 15d 用，1/3 静脉推，2/3 静脉滴 4h；疗程第 1d 鞘内注药。每 28d 重复 1 疗程，总疗程Ⅰ~Ⅱ期为 8~9；个月；Ⅲ~Ⅳ期为 18 个月至 1 年。

对肿瘤负荷大者（表现为巨大肿块、肝脾大，外周血白细胞超过 $50×10^9$/L 者，在治疗初期，应先用"COP"方案Ⅱ周。①CTX：每次 750mg/m² 静脉滴注，第 1d。②VCR：每次，1.5mg/m² 静脉滴注，第 1d。③pred：每日 1.0mg/kg，分 3~4 次，口服 7d，疗程第 1~7d，待瘤细胞负荷减少后，再正规化疗，在化疗开始阶段，充分水化及碱化尿液，亦可口服别嘌呤醇每日 10mg/kg，连用 1 个月左右。

4.CODP+HD-MTX+放疗

有报告用 CODP+HD-MTX+放疗治疗Ⅲ~Ⅳ期 NHL 取得较好的效果，具体方案如下。

（1）COPD 即长春新碱（VCR）：每次 1.5~2.0mg/m²，每周 1 次；环磷酰胺（CTX）每次 1.2g/m²，每 2 周 1 次；红比霉素每次 60mg/m²，每 2 周 1 次；与上药交替静脉滴注，泼尼松每日 60mg/m²，分 3~4 次用，持续应用；第 5 周开始用大剂量氨甲蝶呤（HD-MTX），每次 1~2g/m²，随后常规用甲酰四氢叶酸钙解救，同时鞘内注射化疗药物；阿糖胞苷每次 30mg/m²＋MTX 每次 12.5~15.0mg/m²+地塞米松每次 2~4mg，每 1~2 周 1 次，共 3 次，有巨大淋巴瘤者在诱导化疗结束后接受局部扩大野放疗，疗程 2～3 周，总剂量 30～40Gy。在用 HD-MTX 后 3～6 个月可作颅脑放疗，总剂量 18～24Gy。在 2～3 周内完成。同时每周鞘内注射化疗药物（药物剂量同上）。

（2）维持治疗：6-巯基嘌呤或 6-硫代鸟嘌呤每日 75mg/m^2，MTX15～30mg/m^2，每周 1 次。加强治疗采用 VP16+CTX+阿霉素，第 1 年每月 1 次，第 2 年每 2 个月 1 次，HD-MTX 每半年 1 次，共 3 次，持续完全缓解（CCR）2 年停药。

第二节 神经母细胞瘤

神经母细胞瘤（neuroblastoma，NBT），亦称交感神经母细胞瘤、交感神经胚细胞瘤、胚性交感神经瘤。在 1990 年～1992 年上海市 14 岁以下儿童中的年发病率为 4.12/100 万人，占 14 岁以下儿童恶性肿瘤的第 5 位；美国儿童的年发病率为 8/100 万儿童，占小儿恶性肿瘤的 8%～10%。中位发病年龄为 2 岁，85% 病例见于 5 岁以下小儿，10 岁以上罕见。近年来采用手术、放疗、化疗密切配合，系统治疗管理的模式，疗效较 10 年前已有明显的提高。欧美国家治疗 NBT 的 5 年存活率II、II-a 期达 90% 以上；II-b 期达 70%～80%；III期 40%～70%；IV期中，<1 岁者，60%，1～2 岁约 20%，>2 岁约 10%；IV-S 期大于 80%。但多数病例瘤组织恶性程度高，进展快，早期即发生转移，预后差。

一、临床分期

根据 NBT 国际分期系统（INSS），将 NBT 分为 6 期。

I期：肿瘤位于原发组织或器官；可完全切除，伴或不伴镜下残留病灶；同侧和对侧淋巴结镜检正常。

II-a 期：单侧肿瘤，肉眼观察肿瘤未完整切除；同侧和对侧淋巴结镜检正常。

II-b 期：单侧肿瘤，肉眼观察肿瘤完整或未完整切除；伴有同侧区域淋巴结镜检阳性结果，但对侧淋巴结镜检正常。

III期：肿瘤超越中线，伴或不伴区域淋巴结受累；或单侧肿瘤伴对侧区域淋巴结受累；或中线肿瘤伴双侧区域淋巴结受累。

IV期：肿瘤远处转移到淋巴结、骨骼、骨髓、肝和（或）其他器官（4S 期除外）。

IV-S 期：患儿年龄在 1 岁以内，原发部位肿瘤为I、II期，虽有远处转移，但只限于肝脏、皮肤和（或）骨髓（不包括骨质）中之一处或一处以上病变。

二、临床表现

（一）一般症状

NBT 的临床表现多变，以发热、贫血、消瘦、四肢疼痛等非特异性症状最为常见。其他常见症状还包括颈部触及质硬、无痛性肿物，胸部 X 线检查意外发现胸腔内肿物，或腹部触及包块。

（二）肿瘤压迫症状

NBT 的原发部位最常见于腹部（肾上腺及脊柱旁神经节），其次为胸部（常位于后纵隔）、盆腔、头颈部，少数病例原发部位不详。与年长儿比较，婴儿期 NBT 更多见于胸腔。巨大肿瘤可引起相应的压迫症状。有些特殊部位的 NBT 可引起特殊症状。

1.Horner 综合征

由胸顶部、颈部肿瘤压迫颈交感神经所致，临床上表现为病变压迫侧：①瞳孔缩小；②上睑下垂，双侧眼大小不一等；③眼球凹陷；④面部发红，无汗。体检可见患侧锁骨上窝饱满，被肿瘤上极或肿大的淋巴结所侵占。

2.哑铃状肿瘤

多见于胸腔，其次腹腔的神经母细胞瘤，肿瘤通过一个或数个椎间隙侵犯椎管内（硬膜外），部分侵犯椎管内的肿瘤再通过其他椎间隙向椎管外生长，使肿瘤呈哑铃状，故名。由于肿瘤侵犯椎管而引起脊髓压迫症状，临床表现为脊柱僵硬、疼痛，肌张力下降或下肢瘫痪，括约肌功能失调。X 线检查可见椎弓根及椎体侵蚀，椎弓根间隙及椎间孔增宽。MR检查证实椎管内有肿块存在。

（三）转移症状

75%的 NBT 患儿初诊时已有转移症状，最常见的转移部位为淋巴结、骨髓、肝脏、皮肤、眼眶和骨骼等，故而出现相应症状。

（四）儿茶酚胺所致症状

部分病例可有高血压、多汗、心悸、脉频及腹泻等症状。

三、辅助检查

（一）血常规及骨髓象

末梢血常规可示贫血。骨髓穿刺可见瘤细胞集结成团。

（二）生化学检查

90%的 NBT 细胞可分泌多巴胺及去甲肾上腺素等并释放入血，引起血、尿儿茶酚胺代谢产物增高，因此测定血或尿中儿茶酚胺代谢产物苦杏仁酸和高香草酸是 NBT 诊断及预后判断的重要指标。VMA 含量增高最多见，如两者同时增高则诊断率可达 95%，70%～80%患儿尿中 VMA 增高。NBT 患者尿 VMA 阴性，可能与下列因素有关：①肿瘤起源于胸腔或脊髓背根处；②VMA 及 HVA 分泌具有昼夜节律性，故其含量与留尿方法、尿液的浓缩稀释程度有关，并受保存方法的影响；③尿儿茶酚胺代谢产物是与尿中硫酸酯及葡萄糖醛酸结合后的总代谢物，其含量与肾脏结合、排泄功能有关，有时虽血清儿茶酚胺代谢产物高度积聚，但未经肾脏排泄，亦会得出阴性结果。而血清 VMA、HVA 可确切反应儿茶酚胺的代谢水平，故测定血清 VMA 或 HVA 可提高阳性率。生化学检查亦可作为判断疗效、提示肿瘤复发的指标。

此外，血清铁蛋白（SF）测定、血清神经元特异烯醇酶（NSE）测定、S-100 蛋白测定等对判断疾病的预后、指导化疗有重要价值。

（三）影像学检查

NBT 来源于未分化的交感神经节细胞，故凡有胚胎性交感神经节细胞组织的部位都有可能发生此病，其原发部位与年龄有关。

NBT 有早期转移的倾向，新生儿及婴儿常见肝及皮肤转移；幼儿常见肝、骨髓及骨转移，其中长骨受累最多，以股骨远端及胫骨近端为最，其次有颅骨、椎体、肋骨、骨盆，此外尚有其他器官受累。有时原发病灶很小或隐匿，而临床以转移病灶为主。因此，影像学检查应同时注意原发瘤和转移病灶。

1.X 线检查

X 线平片可见肿瘤阴影，其内有斑点状钙化。做腹膜后神经母细胞瘤静脉肾盂造影时，可见患侧肾被推向外下移位；如肿瘤侵入肾，则引起肾盂、肾盏变形或不显影；如发生骨转移，则可见溶骨性破坏、骨膜增生或病理性骨折。

2.实时超声图像分析

NBT 在声像图上呈回声不均，并可见弥漫性或局灶性强回声钙化灶，偶可表现为一回声极低或无回声之边界清晰后壁透声增强的囊性肿块。

3.CT

不仅能显示肿瘤全貌，并能确定淋巴结、肝、大血管周围及椎管内受累情况。肿瘤呈一不规则、分叶状、无包膜的密度不均的肿块，可有出血坏死的低密度区或斑点状钙化。

4.同位素检查

^{99m}Tc 全身骨扫描是早期诊断骨转移的可靠手段，较 X 线平片更为敏感。

5.MRI

较超声图像、CT 等影像学方法更为有效，且无需做脊髓造影即可显示椎管内受累情况。

（四）免疫学检查

1983 年，有学者在美工作期间，首先发现一种神经节苷脂（GD_2）可作为 NBT 的可靠标记物，此后，通过制备 GD_2 特异的单克隆抗体，使 NBT 的诊断和治疗都有了新的发展。用 GD_2 单抗对 NBT 骨髓转移的诊断具有敏感性高、特异性强的特点，此免疫指标目前已在欧美国家广泛使用。NBT 肿瘤组织所表达的 GD_2 水平也可作为 NBT 病情进展及预后判断的一个重要指标，若血中 GD_2 水平高，则肿瘤的进展迅速，患者的生存期短；NBT 患者治疗有效时，血中 GD_2 水平下降；肿瘤复发时，则血中 GD_2 水平升高。近年有人发现，肿瘤细胞 CD44 表达阳性是 NBT 预后良好的一个可靠指标。

（五）细胞遗传学检查

大多数 NBT 病例具有染色体异常，可表现为双小体、均一染色区和非随机性 1 号染色体短臂缺失，双小体及均一染色区的出现与 N-MYC 癌基因扩增有关，提示病情进展，是预后不良的指标之一。婴儿期 NBT，如染色体数目为高二倍体（DNA 指数大于 1），其治疗反应较好；而 DNA 指数为 1，或有 N-MYC 基因扩增者，则无论临床分期如何，均提示预后不良。年龄大于 2 岁的 NBT，DNA 指数无重要预后意义。

四、诊断及鉴别诊断

5 岁以下小儿腹部发现无痛性肿块，应考虑神经母细胞瘤的可能，并应与肾母细胞瘤、畸胎瘤、肾积水、恶性淋巴瘤及肠系膜囊肿等鉴别；颈部和纵隔重要部位受肿瘤压迫，可致上腔静脉综合征，应与其他肿瘤所致者鉴别；高血压可由肾脏本身疾病或嗜铬细胞瘤所致；骨痛应与风湿热、类风湿性关节炎、骨髓炎、急性白血病等疾病鉴别；出现全身淋巴结肿大者，鉴别诊断应考虑淋巴网状系统的原发性肿瘤、急性感染性疾病、血液系统疾病等。确诊依靠病理组织学检查。

1972 年，日本首先开始利用检测尿 VMA 在婴儿中筛查神经母细胞瘤，研究表明：通过筛查可发现早期病例并提高疗效，但并不能降低该病的死亡率，也不能改善其肿瘤具有不良预后的生物学特征的患者的疗效。

五、预后

多种因素可影响 NBT 的预后，但其中最重要者为诊断时的年龄及分期。任何年龄的 NBT，其分期越早，病变范围越小，预后越好。婴儿期 NBT，其肿瘤细胞 DNA 数目与化疗反应和长期预后有关，染色体数目为高二倍体者预后优于染色体数目为二倍体者。对于已发生转移的 NBT，其预后取决于诊断时的年龄，年龄小于 1 岁者预后较好，反之则较差。

各种 NBT 的生物学标记已被应用于判断 NBT 的危险程度，其中包括尿儿茶酚胺代谢产物、血清 SF、NSE、LDH、GD$_2$ 等。以肿瘤细胞分化程度为基础的组织学分级，也已作为判断预后的指标。目前，NBT 的各种生物学和遗传学特征如核型、DNA 指数、N-myc 拷贝数、1 号染色体短臂异常、P 糖蛋白表达、神经生长因子受者 TRK-A 表达等已被证实与 NBT 预后和疗效相关，例如，N-myc 扩增提示预后不良，TRK-A 的出现是预后良好的指标。现将各种影响 NBT 预后的因素列于表 15-2。

表 15-2　影响 NBT 预后的因素

因　素	好	中	差
原发部位	纵隔	盆腔、颈	腹膜后
分期	I、II–a、IV–S	II-b、部分III	部分III、IV
年龄（岁）	<1 岁	1～2	>2
组织学分级	一级	二级	三、四级
SF 水平	正常		升高
N–myc 拷贝数	2	3～10	>10
1 号染色体	正常		异常
CD44	阳性		阴性
GD2	低		高

六、治疗

应该强调的是，在 NBT 治疗前，应通过临床、病理、影像、生化、免疫、分子生物学等检查，对其病变范围、分期等作出完整的诊断，以制订治疗方案及判断预后。NBT 的治疗强调手术、放疗、化疗三者密切配合及治疗管理的系统化。治疗策略如表 15-3。

表 15-3　神经母细胞瘤治疗策略

	手术	放疗	化疗
I期	立即完整切除	原则上不放疗	原则上不化疗
II–a 期	全或部分切除	脊髓压迫者可放疗	病理类型不良者术后化疗
II–b 期	全或部分切除	脊髓压迫者可放疗	病理类型不良者术后化疗
III期	全或部分切除	术后放疗或不放疗	术后联合化疗
IV期	广泛转移者放疗后切除	术前放疗	术前/术后化疗，骨髓移植
IV–S 期	广泛转移者放疗后切除	低剂量放疗	温和化疗

（一）手术治疗

原则上应争取完整切除肿瘤，如手术遇到极大困难或患儿情况危险，可只做部分切除，在残余肿瘤部位放置银夹固定，以利术后放疗。对首次手术未获成功或部分切除后经化疗或放疗使肿瘤明显缩小、术后区域淋巴结肿大、全切术后生化指标高于正常等情况，可考虑二次手术。对哑铃状神经母细胞瘤及早行椎板切除术尚有减除压迫、恢复功能的可能。

（二）放射治疗

放射治疗通常被应用于 NBT 的治疗。其指征为：①对化疗无反应或耐药的局限性病灶；②手术不能完全切除的病灶；③已发生远处转移的 NBT；④IV-S 期 NBT，对此期 NBT 行放射治疗的依据是，临床上观察到，IV-S 期 NBT 有时对亚治疗量（400～800cGy）的放疗有效。一般而言，放疗的照射范围包括瘤床及其周围 2cm，多不主张全腹照射。放疗总剂量为 15～30Gy，于 3 周内分次照射。目前多认为放疗对年幼儿的长期后遗症值得重视，需严格合理选择适证。

（三）化学治疗

化学治疗是儿童 NBT 的基本治疗手段。常用有效药物有环磷酰胺（CTX）、异环磷酰胺（IFO）、阿霉素（ADM）、柔红霉素（DNR）、顺铂（DDP）、足叶乙苷（VP16）、鬼臼噻吩苷（VM26）、长春新碱（VCR）等，NBT 对上述单药敏感，但只有联合化疗才能达到提高长期无病生存率的目的。现将疗效较好的方案介绍如下，供参考：

1.DDP-VP16 方案

III、IV 期神经母细胞瘤经 2～3 疗程即达部分缓解并予手术，术后局部放疗，再化疗 2～3 个疗程，11/12 例达 CCR4～40 个月。剂量及用法：DDP 3mg/kg，静脉滴注。VP16 或 VM26 120～150mg/m^2，静脉滴注。以上治疗 3 周为一疗程，休息 3 周，休息期间 VCR 1.5mg/m^2，静脉滴注。CTX 每次 15mg/kg，静脉滴注，第 2 周给药 1 次。白细胞超过 3×10^9/L，再开始第 2 疗程。

2.CTX-ADM 方案

适用于 II 期及小于 1 岁的 III、IV 期神经母细胞瘤。剂量及用法：CTX 每日 150mg/m^2，静脉滴注；ADM 每日 35mg/m^2，静脉滴注；以上治疗每 3 周 1 疗程，重复 5 疗程。

3.CTX、DDP、ADM/CTX、VP16 方案

适用于大于 1 岁的 III、IV 期及具有重要预后不良因素的 II 期神经母细胞瘤。应用此方案后手术切除肿瘤，并于术后予局部放疗，再用 CTX、ADM/DDP、VM26 或 VP16 交替 4 疗程。此方案可使大于 1 岁的 IV 期神经母细胞瘤 4 年存活率达 27%。剂量及用法如下：

第 1 组：CTX 每日 150mg/m^2，静脉滴注；DDP 90mg/m^2，静脉滴注；ADM 35mg/m^2，静脉滴注。

第 2 组：CTX 每日 150mg/m^2，静脉滴注或口服；VP16 或 VM26 每日 150mg/m^2，静脉滴注。

第 3 组：DDP 90mg/m^2，静脉滴注。VM26 每日 150mg/m^2，静脉滴注。

第 1 组于第 1，3，5 疗程使用，第 2 组于第 2，6 疗程使用，第 3 组于第 4 疗程使用。以上治疗每 3 周 1 疗程。

4.CECA 方案

适应证同 3。用此方案诱导 5～7 疗程后对达到完全缓解或较好部分缓解者手术切除肿瘤，术后 2 周继续用同一方案化疗 3 疗程，4 年存活率为 30%，与自身骨髓移植组疗效相似。剂量及用法：DDP 90mg/m^2，静脉滴注；VM26 100mg/m^2，静脉滴注；CTX 每日 150mg/m^2，

静脉滴注；ADM 35mg/m²，静脉滴注。

5.逐级增大剂量连续静脉滴注 4 药联合方案

适用于复发性、难治性、耐药性神经母细胞瘤。某研究组经试治 40 例曾用强化疗或骨髓移植治疗的难治性及复发性病例，2 年存活率为 20%。此方案骨髓抑制虽较重，但为可逆性，与治疗相关死亡率为 5%。具体用法见表 15-4。

表 15-4 逐级增大剂量连续静脉滴注 4 药联合方案（每日 mg/m²）

剂量级	DDP		VP16		ADM		IFO		Mesna	
	天数	剂量	天数	剂量	天数	剂量	天数	剂量	天数	剂量
1	30	4	80	4	10	4	3000	2	3000	3
2	40	4	100	4	10	4	3000	2	3000	2
3	40	4	100	4	10	4	2000	2	2000	4
4	40	4	125	4	10	4	2000	2	2000	4
5	40	4	125	4	10	4	2500	2	2500	4

注：DDP、VP16、ADM 连续静脉滴注 96h，IFO（水化液疗）快速静脉滴注 30min 以上，并同时给 Mesna（硫乙磺酸钠，尿路保护剂）；每个剂量级之间间隔为 28d。当血常规恢复时可进入下一个剂量级。

6.大剂量 VP16 及 CTX 持续滴注方案

适应证同 5，剂量及用法如下。VP16 以 1800mg/m²，用生理盐水稀释成 0.4mg/mL，以每小时 175mL/m²（约每小时 75mg/m²），持续静脉滴注 26～69h（VP16 溶解后应于 48h 内滴完）。随之以每小时 150mL/m² 的液体水化 24h。

在上述 VP16 滴完后 6～12h，CTX 以每日 50mg/kg 溶于 500mL 液体中静脉滴注 2h 以上，连续 3～4 日（总剂量 150～200mg/kg），每次滴完 CTX 2h，静脉注射速尿 10～20mg，以维持化疗后 24h 内尿量达每小时 100mL。

在上述化疗过程中，应注意屏蔽隔离室护理、成分输血、SMZco 预防卡氏肺孢子虫感染及其他化疗并发症。

7.CDVV 方案

此方案适用于Ⅲ～Ⅳ期患儿，完全缓解及部分缓解率共 74%。剂量及用法：VCR1.5mg/m²，静脉滴注；CTX 600mg/m²，静脉滴注；DDP 100mg/m²，静脉滴注；VP16 或 VM-26150mg/m²，静脉滴注。

（四）骨髓移植及其他

对于预后较差的 NBT，必须强调更强的联合化疗，对由此而产生的"剂量依赖性细胞毒作用"所致的骨髓抑制，可考虑行骨髓移植。联合强化疗配合骨髓移植可使预后不良的 NBT 达到完全缓解或至少大部分缓解。

包括应用造血生长因子在内的支持治疗的进展，可缩短化疗疗程之间的间隔时间，增加化疗强度，减轻毒不良反应。

新的生物疗法，如细胞分化诱导剂、免疫调节剂等应用于微小残留病灶的治疗，以及肿瘤疫苗的应用等，将进一步提高 NBT 的疗效。

（五）Ⅳ-S 期 NBT 的治疗

鉴于Ⅳ-S 期预后好，有自发消退倾向，故对Ⅳ-S 期患儿治疗应采取个体化方案并针对并发症进行治疗。

（1）如肿瘤自发钙化，VMA 及 HVA、SF、NSE 值正常，可不予手术，仅给支持治疗、对症治疗，并定期随访。

（2）有进行性并发症发展（巨肝致肺、肾等压迫）或有骨髓转移及全身情况较差者，可先化疗（VCR 1mg/m²，静脉滴注，每周 1 次；CTX 每次 20mg/kg，静脉滴注，每周 1～2 次）或可加用放疗（150cGy/d×3d），但要严密庇护脊髓、肾、生殖器等器官。3～6 个月后行延期手术。术后如镜下有残留病灶或 VMA 等仍高于正常值，可酌情再化疗 3～6 个月。对这些病人进行攻击性化疗是不恰当的。

第三节　肾母细胞瘤

肾母细胞瘤，亦称肾胚胎瘤、肾胚细胞瘤、肾胚胎性癌肉瘤，是儿童时期最常见的肾脏原发性恶性实体瘤。1990 年～1992 年上海市 14 岁以下儿童中的年发病率为 6.04/100 万人，占 14 岁以下儿童恶性肿瘤的第 4 位。美国每年初诊 WT 约 460 例，占儿童恶性肿瘤的第 4 位。女性发病数略高于男性。单侧发病者，诊断时的平均年龄为 44 个月，双侧发病者，诊断时的平均年龄为 31 个月。成人 WT 极为罕见，但预后不良。

家族性肾母细胞瘤约占全部 WT 患者的 1.5%，多见于远亲，而非父母或兄弟姐妹患者。16% 为双侧发病。初诊时的平均年龄，单侧者为 35 个月，双侧者为 16 个月。

一、病因

肿瘤可能来源于后肾胚基，与其他胚胎性肿瘤相同，似有家族史，并与其他畸形有一定关系，如先天性虹膜缺如、泌尿生殖系畸形、脑发育延迟和先天性单侧肢体肥大等。前三者与 WT 合称 WAGR 综合征，约占 WT 的 30% 以上，其发生与位于 11p13 上的 WT 基因（WTI）缺失或突变有关。近 1/4 病例合并畸胎瘤。偶见肾外肾母细胞瘤，可能来自异位肾源细胞，位于肾的尾端，可引起输尿管阻塞。

另一个与 WT 有关的综合征是 Beckwith-Wiedemann 综合征，其临床特征为巨大胎儿、巨舌、巨大器官、单侧肢体肥大和腹壁缺损等，5%～10% 的 BWS 患儿最终发生 WT 或其他恶性肿瘤，如肝母细胞瘤、肾上腺皮质癌、神经母细胞瘤和横纹肌肉瘤等。BWS 基因定位于 11p15，又称 WT2 基因，因在部分 WT 患儿中检测出该基因缺失。

二、组织病理类型

结合临床预后和病理组织学特点，Beckwith 和 Palmer 将 WT 分为：①较良组织类型（FH），由典型的胚基、基质和上皮成分组成，预后良好；②不良组织类型（UH），包括局灶性间变细胞性、弥漫性间变细胞性、透明细胞肉瘤、横纹肌肉瘤样，预后不良。其中 FH 约占 90% 以上，两者的治疗预后有很大的不同，UH 型在诊断时已有淋巴结和血行转移，对化疗药物不如 FH 敏感。

三、肿瘤分期

根据肿瘤是否有转移，邻近器官受累情况，国际上将 WT 分为 5 期。

I 期：肿瘤限于肾被膜内，手术前或手术中未破溃，经手术完整切除，切除部位无肿瘤残存。

II期：肿瘤已达肾周围脂肪组织、肾蒂、肾静脉及主动脉旁淋巴结，但可手术切除，无肿瘤残存。

III期：腹部残留有非血源性扩散的肿瘤，具备下列情况之一或多项者：①肿瘤曾做过活检，或曾在手术前、手术中破溃；②腹膜有种植；③除腹主动脉旁淋巴结链以外的淋巴结被浸润；④肿瘤未能完整切除。

IV期：血源性转移至肺、肝、骨、脑等。

V期：双侧肾母细胞瘤。

四、临床表现

（一）腹部肿块

最常见的表现是无症状的腹部肿块，由于肿块较小，不影响患儿营养及健康情况，故多在洗澡或更衣时偶尔发现，且常不被家长重视，甚至延误治疗。肿块位于上腹季肋部一侧，大小差别较大，表面光滑，中等硬度，无压痛，早期稍活动，迅速增大后少数病例可超越中线。

（二）压迫症状

肿瘤增大后可出现压迫症状，常见气促、食欲不振、消瘦、烦躁不安等现象。

（三）其他表现

肿瘤侵入肾盂可出现血尿；由于肾血管栓塞或肾动脉受压可出现高血压；肿瘤也可产生促红细胞生成素，导致红细胞增多症；肿瘤巨大或已有转移时可出现恶病质。

（四）伴随病症

肾母细胞瘤常可与一些先天性疾病同时存在，其中以单侧肢体肥大、泌尿生殖系畸形、先天性虹膜缺如等为常见。此外尚可见到其他部位的畸胎瘤。

五、辅助检查

幼儿有腹部肿块时，应疑及 WT，可做下列检查。

（一）静脉肾盂造影

静脉肾盂造影为主要的诊断方法，可显示肿瘤的位置及其周围组织的受压情况。X 线可表现为肾移压型、肾积水型、肾破坏型、不显影型及肾外型。肾盂造影可有如下特征：①肿瘤位于肾下极时，肾盂肾盏的扩张明显，输尿管被推向中线或不显影；②肿瘤位于肾上极时，肾被挤压向下移位，肾盂肾盏可接近于正常形态，但因肾移位明显而向盆腔内和对侧偏移，输尿管显影；③肿瘤位于肾中部时，IVP 多不显影。有时可见上、下肾盏隐约显影，明显向上下移位。IVP 还可了解对侧肾脏的形态及功能。

（二）B 型超声波检查

可确定肿物的大小、位置及其与肾脏的关系；可探及有无肝脾转移、腹腔淋巴结是否肿大；甚至可探及静脉有无瘤栓；还可引导穿刺活检。影像特点为灰度高的不规则回声，与周围分界比较清楚，而看不到肾的组织结构，这种超声波所见与正常肾及良性肿瘤完全不同。做 B 超检查时一定要同时仔细检查对侧肾脏，以免遗漏双肾发病。

（三）X 线检查

腹部平片钙化少见，钙化阴影淡，呈线状散在，位于肿块边缘。肺是 WT 最好发的转移部位，应常规行胸部 X 线检查；对疑有骨转移的患儿，应摄骨骼 X 线片。

（四）CT 及 MR 检查

可确定肿物的性质、大小，和周围组织器官的关系、腹腔有无转移病灶，当有颅内转移时可提供直观的影像依据。

（五）核素扫描

可了解肾脏的功能和结构改变。肝、骨及其他转移灶也可用核素检查。

（六）穿刺活检

有导致肿瘤种植和扩散的危险，故应慎重。有学者报道 2591 例各种性质的深部肿瘤在断层超声引导下用细针快速穿刺抽吸细胞学检查，未发现有扩散的病例。此法简单，术前即可确诊，正确率达 90%。

六、鉴别诊断

WT 应与神经母细胞瘤、畸胎瘤鉴别。

七、治疗

WT 单纯外科切除 5 年生存率为 20%～25%，50 年代配合术前或术后放疗 5 年生存率为 50%，此后由于配合化疗，5 年生存率提高到 80% 以上。手术切除是 WT 治疗的必要手段，此外，还必须配合化疗和放疗，才能提高生存率，但后两种方法绝不能代替手术切除。表 15-5 所示为 WT 治疗策略。

表 15-5　WT 治疗策略

单侧或双侧	临床分期	治疗方案
单侧	I、II	手术+化疗-放疗
	III	手术+化疗+腹部放疗
	IV	手术+化疗+转移病灶放疗
双侧		手术（单侧肾全切，另侧肾部分切除，保留残肾功能）
		化疗（化疗方案以分期最高的病灶为依据）
		放疗（以病灶分期为依据，如化疗反应不良亦可考虑）

（一）手术切除

术中应注意：①肿瘤应与患肾同时切除；②如有肾动脉周围、腹主动脉周围的淋巴结肿大需行廓清术；③本肿瘤血行转移多见，由于肿瘤可能长入肾静脉，形成肿瘤栓塞，因此应先取出瘤栓，再结扎肾蒂，以免促进转移；④术中不能切除的可疑病灶及肿瘤床周围，应仔细放置银夹，以备以后作为放疗的标志。对于巨大的肿瘤需在术前做化疗和放疗，使肿瘤缩小，并可减少术中细胞的扩散。

（二）放射治疗

肾母细胞瘤的放疗敏感性已众所周知，并认为与 AMD 有相乘效果。术前放疗照射野在肿瘤边缘外 1～2cm 即可，剂量以 10～20Gy/（1～2）周为宜，剂量过大可能会增加出血和腹腔器官或组织粘连，从而增加手术的难度。放疗后休息 1～2 周左右开始手术。

术后放疗主要针对病变为 III、IV 期的患儿；对于 II 期是否放疗问题，目前尚无统一意见；凡年龄小于 1 岁，病变为 I 期的患儿均不宜放疗。放疗应从术后第 9d 开始，照射术后肿瘤床及邻近椎体，腹腔有广泛病变者，可行全腹放疗。

（三）转移及复发病例的治疗

1.肺转移

诊断时无论在单侧肺或两肺的一处有孤立阴影者，均须进行原发灶的肾切除。70%的肺转移可通过放疗及联合化疗取得良好效果。有报告肺部放疗后，有45%的病例合并放射性肺炎，预后不佳，应予注意。放疗总剂量为20Gy，于4周内分20次完成。

2.肝转移

发生率较低，多于肾切除手术中发现。肝转移呈多发性，应予放疗，剂量为25～30Gy。如果转移灶局限，肝叶切除亦属可能。

3.综合治疗后

复发的患者，若为FH型，并属下列情况：①复发局限于肺部；②腹部未经放疗而出现复发；③原属I期患者；④复发在诊断后12个月以上；⑤辅助化疗只用两种化疗药。因目前尚无其他更好方案可以替代，可仍用上述方案或加大剂量，再治疗后3年生存率约为30%。

属于下列情况者，复发后再用上述方案疗效不佳：①UH型；②复发见于放疗后的腹部或肺外；③诊断后不到6个月内复发；④复发前曾用过3种药物联合化疗。这些患者可考虑用异环磷酰胺或顺铂+VP16等二线化疗。

（四）V期病例的治疗

手术可行单肾全切除，另肾部分切除。应保留残余肾的肾功能，与其放疗不如单独进行化疗。放射性肾炎的预后极坏，肾移植为值得研究的课题。

八、预后

在小儿恶性肿瘤中，WT的预后是比较乐观的。据统计，坚持正规治疗的病例治愈率可达90%，即使是Ⅲ、Ⅳ期，其4年无病生存率也在70%以上。影响预后的主要因素是病理组织类型、临床分期及治疗方案。

九、随访

除临床体检外，对FHI、II期患儿，每3月做胸部X线检查，每6月做腹部超声波检查共2年；UH各期及FH Ⅲ、Ⅳ期患儿，每月做X线检查，每3月做腹部超声波检查共1年，第2年与FHI、II期患儿相同。全部患儿于第3年每半年做X线胸部复查。肾母细胞瘤的复发和转移，绝大多数发生于治疗后6个月以内，而死亡病例85%发生于治疗后1年以内，如治疗后2年无复发及转移迹象，可认为已超出危险期，术后3年尚存且无复发者可谓临床治愈。由于广泛应用化学疗法，控制并推迟了肿瘤的复发及转移，故肾母细胞瘤治疗后应随访5年。

参考文献

[1]赵祥文.儿科急诊医学[M]. 北京：人民卫生出版社，2010.

[2]于天源.儿科临床诊疗纲要[M]. 北京：人民军医出版社，2009.

[3]尹飞，彭镜.儿科临床心得[M]. 北京：科学技术出版社，2011.

[4]阴怀清.儿科规范化诊疗[M]. 武汉：华中科技大学出版社，2009.

[5]薛征.儿科疾病中西医诊疗技术[M]. 北京：科学出版社，2009.

[6]吴中匡，葛娟，李述庭.儿科临床处方手册[M]. 南京：江苏科学技术出版社，2009.

[7]王卫平.临床儿科营养[M]. 北京：人民卫生出版社，2009.

[8]王立平，潘素英，曹自新.儿科病诊治绝招[M]. 石家庄：河北科学技术出版社，2011.

[9]王洪通，骆霞.儿科疾病诊疗 800 百问[M]. 合肥：安徽科学技术出版社，2009.

[10]万力生，郑跃杰.儿科疾病临床医嘱[M]. 广州：广东科技出版社，2009.

[11]万力生，袁雄伟.儿科疾病液体疗法[M]. 广州：广东科技出版社，2009.

[12]万力生，马祖祥.儿科疑难病例现场剖析[M]. 广州：广东科技出版社，2009.

[13]沈永年.儿科内分泌遗传代谢性疾病诊疗手册[M]. 上海：上海科学技术文献出版社，2010.

[14]沈颖.儿科临床实习攻略[M]. 北京：清华大学出版社，2010.

[15]申昆玲.临床病例会诊与点评儿科分册[M]. 北京：人民卫生出版社，2011.

[16]申昆玲，易著文.儿科临床技能[M]. 北京：人民军医出版社，2010.

[17]尚云晓.儿科医嘱常规与禁忌[M]. 北京：人民军医出版社，2009.

[18]欧正武，张宝林.实用儿科手册[M]. 长沙：湖南科学技术出版社，2009.

[19]马沛然.儿科治疗学[M]. 北京：人民卫生出版社，2010.

[20]罗分平，任立红，孙俭红.儿科速查[M]. 北京：人民军医出版社，2009.

[21]刘杰波，贾系群，王翠花.儿科疾病诊疗手册[M]. 上海：第二军医大学出版社，2009.

[22]李仲智.急救和新生儿科诊疗常规[M]. 北京：人民卫生出版社，2009.

[23]李仲智，申昆玲.儿科临床操作手册[M]. 北京：人民卫生出版社，2010.

[24]李秋.儿科诊断学手册[M]. 北京：人民卫生出版社，2009.

[25]李成荣.儿科门急诊处理[M]. 北京：人民军医出版社，2009.

[26]李成玲.儿科常用药误区解析[M]. 北京：中国医药科技出版社，2010.

[27]兰继毓.儿科学与儿科保健[M]. 北京：北京科学技术出版社，2009.

[28]金玉莲.儿科疑难病例精选[M]. 合肥：安徽科学技术出版社，2010.

[29]金建年.儿科诊疗要点[M]. 武汉：武汉出版社，2009.

[30]姜红.儿科程序诊疗手册[M]. 北京：人民卫生出版社，2010.

[31]贾立群.实用儿科腹部超声诊断学[M]. 北京：人民卫生出版社，2009.

[32]何清湖，周慎.中西医临床用药手册儿科分册[M]. 长沙：湖南科学技术出版社，2010.

[33]韩小梅，崔喜英，杨英伟.儿科疾病病例解析[M]. 上海：第二军医大学出版社，2010.

[34]封志纯，陈贤楠.儿科重症医学理论与诊疗技术[M]. 北京：北京大学医学出版社，2011.